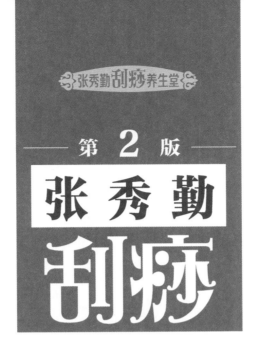

张秀勤刮痧养生堂

—第 2 版—

张秀勤刮痧

养五脏调体质

张秀勤 著

U0255723

北京出版集团
北京出版社

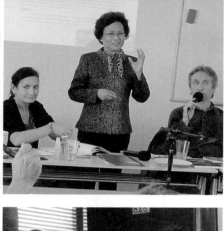
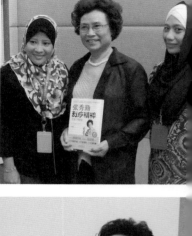
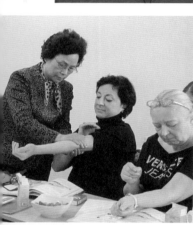
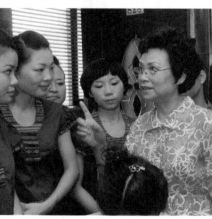
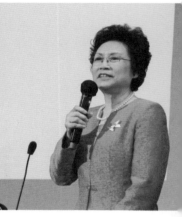
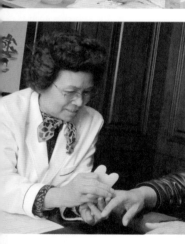
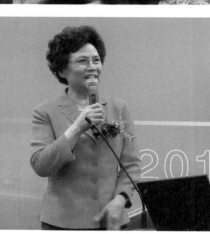
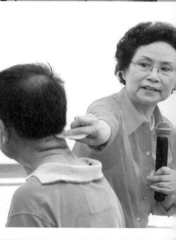
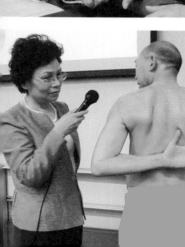
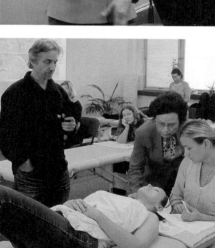
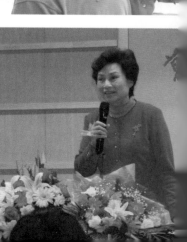

走向世界的全息刮痧

国际军事医学大会存念
中国中医研究院
张秀勤教授参加

房书亭
丙子秋

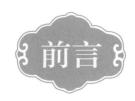

前言

　　我专事刮痧疗法研究、临床和教学工作 20 余年，对刮痧治疗疾病的显著效果深有体会。很多人因为刮痧能解除病痛，又简便易学、无副作用而喜爱有加，且受益匪浅，却很少有人知道刮痧的防病作用远胜于刮痧的治病效果。众所周知，当疾病已成，祛除病痛是需要付出代价的：在忍受疾病痛苦折磨的同时，要接受药物的副作用，还要付出高昂的医药费用。所以，治病不如防病，而刮痧在众多防病技法中更胜一筹。

　　我从小体弱多病，中年时有幸与刮痧结缘，用刮痧疗自身之疾，收到非常显著的效果。如今已经 70 多岁了，随着年龄的增长，机体代谢速度的减慢，气血亏虚和气血瘀滞之象逐渐明显，而工作量却有增无减。从中年开始到老年，我始终坚持用刮痧之法调理自身气血。现在虽已进入老年之列仍能坚持刮痧研究，参与临床和教学工作，笔耕不辍，其中刮痧保健功不可没！当然，自身的养生实践只是个人的体验，但它却增强了我研究刮痧保健方法的决心和信心。查找史料，在大量的临床实践中总结规律，我发现简单的刮拭蕴含着深厚的医学底蕴：刮痧疗法最擅长调理气血，调理的方式具备四大特点，即通、泻、祛、调。通即疏通经络，泻即指宣泄体内的浊气火毒，祛指祛瘀生新，调则指调节脏腑。

　　要知道气血是生命活动的基本物质。生命在于运动，新陈代谢是运动的基本方式。在人体新陈代谢的过程中，会不断地产生代谢产物，即体内的浊气、浊血、大小便等。经常刮痧，及时地吐故纳新，让体内环境和血液清洁，气血通畅，可以为脏腑提供良好的内环境和营养，保障健康。刮痧调理气血，促进新陈代谢，为脏腑提供营养而保健延年。刮痧保健最大的优势是在保健的同时，还能较早地发现疾病的蛛丝马迹，在疾病还没有形成时，将其消灭在萌芽之中；对已经发生疾病的患者，能增强其机体自身的康复机能。

也许有人会问，保健为什么要养五脏、调体质呢？为何将二者联系在一起？古人早就认识到了脏腑的重要性。对此，唐代韩愈在《后序》中写道："人之将死，其脏腑必有先受其病者。"这句话的意思为，生命的终结在于脏腑疾病。可见保健就是要保养脏腑。体质是体内环境的高度概括。体内环境阴阳平衡最适合脏腑工作。体内环境阴阳失衡，或偏寒、偏热，或湿气重，或气滞、血瘀，脏腑功能都会受到影响。调体质就是运用不同的方法，纠正偏颇的体内环境，为脏腑创造阴阳平衡的内环境，增强脏腑活力。刮痧疗法以独特的方式通过调理气血、促进新陈代谢来改善体内环境，切断恶性循环的链条而养五脏、调体质，实现延年益寿。

我的体会是：养生不是治病，养生就是养五脏、调体质。五脏功能的强弱决定生命的活力和寿命的长短，刮痧调畅气血是养五脏的捷径。调体质，为五脏创造良好的内环境，是养生的最终目的。对于渴望健康、想延年益寿的人来讲，刮痧疗法无疑是简便易行、没有副作用的良方。让这么好的方法广为传播，使更多的人受益，这就是我撰写此书的初衷。阅读本书你能发现中医保健思维的精妙，读懂自己身体的语言，更能从中找到最适合自己的养五脏、调体质的刮拭方法，也会和我一样享受刮痧带来的快乐与健康！

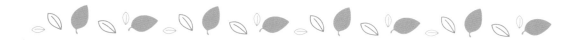

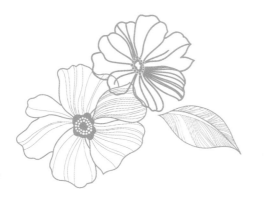

目录

刮痧调畅气血，养五脏 ················· 5

刮痧改善体内环境，调体质 ············· 6

出痧与退痧在养五脏、调体质中的独特

作用 ································· 7

刮痧保健的五大特点 ·········· 9

1. 为身体减负，以"通""清"为补 ········· 9

2. 畅达气血、延缓衰老 ················ 9

3. 防微杜渐，保健康 ················· 9

4. 刮痧部位灵活多样，效果好 ········· 9

5. 简便易行、安全无创伤 ············· 9

第一章
刮痧养五脏、调体质 /1

底蕴深厚的刮痧疗法 ·········· 2

1. 疏通经络，调节阴阳 ··············· 2

2. 活血化瘀，松解粘连 ··············· 2

3. 排毒解毒，消散热邪 ··············· 2

4. 祛痰解痉，通络散结 ··············· 2

5. 疏导气血，扶正祛邪 ··············· 2

发展创新的全息经络刮痧法 3

现代医学微循环理论解开出痧之谜 ······· 3

理论指导刮痧实践 ················· 3

革新刮拭器具 ··················· 4

界面治疗，一刮多效 ··············· 4

刮痧保健养五脏、调体质 ····· 5

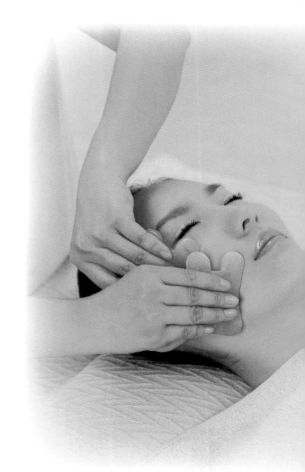

第二章
正确刮痧，事半功倍 /11

刮痧保健所用的器具 ………… 12

刮痧板 ……………………………… 12

刮痧油和美容刮痧乳 …………… 13

刮痧保健运板方法 ……………… 14

补泻手法 …………………………… 16

刮痧保健的方式 ………………… 17

刮拭要领与技巧 ………………… 18

刮拭后的正常反应 ……………… 20

刮拭后的异常反应 ……………… 22

刮痧操作步骤 …………………… 23

刮痧的注意事项 ………………… 24

刮痧适应证和禁忌证 …………… 25

第三章
养五脏刮痧法：激发脏腑活力、自调潜能 /27

五脏刮痧保健激发人体的自调潜能 ………………………… 28

快速自测心脏健康状况 ……… 29

心脏刮痧保健 ………………… 30

1. 养心三法，预防心脑血管疾病 ……………31

2. 养心阴，清心火，助睡眠 …………………32

3. 补心气，气行脉畅，心自安 ……………33

4. 养心刮痧搭档 ………………………………34

快速自测肺脏系统健康状况 35

肺脏刮痧保健 ………………… 36

1. 养肺三法，延缓衰老，增强免疫力 ………37

2. 补益肺气，不咳嗽，呼吸好 …………………38

3. 清肺火，津血足，容颜俏 …………………39

4. 养肺刮痧搭档 ………………………………40

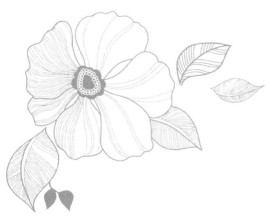

快速自测肝脏健康状况 ⋯⋯ 41

肝脏刮痧保健 ⋯⋯⋯⋯⋯⋯ 42

1. 养肝三法，保肝护肝，远离肝病困扰⋯43

2. 疏肝理气，郁闷烦躁才会少 ⋯⋯⋯⋯ 44

3. 滋肝阴，祛肝火，远离暴脾气 ⋯⋯⋯ 45

4. 养肝刮痧搭档 ⋯⋯⋯⋯⋯⋯⋯⋯⋯ 46

快速自测脾脏健康状况 ⋯⋯ 47

脾胃刮痧保健 ⋯⋯⋯⋯⋯⋯ 48

1. 养脾三法，气血足，体力好 ⋯⋯⋯⋯ 49

2. 益气健脾，应对痰湿水肿不速客 ⋯⋯ 50

3. 滋脾阴，食欲好，肌肉强健 ⋯⋯⋯⋯ 51

4. 健脾刮痧搭档 ⋯⋯⋯⋯⋯⋯⋯⋯⋯ 52

快速自测肾脏健康状况 ⋯⋯ 53

肾脏刮痧保健 ⋯⋯⋯⋯⋯⋯ 54

1. 养肾三法，强身壮骨，益寿防病 ⋯⋯ 55

2. 补肾阳，手脚不寒凉 ⋯⋯⋯⋯⋯⋯ 56

3. 滋肾阴，延缓衰老又养颜 ⋯⋯⋯⋯⋯ 57

4. 补肾刮痧搭档 ⋯⋯⋯⋯⋯⋯⋯⋯⋯ 58

性刮痧保健 ⋯⋯⋯⋯⋯⋯⋯ 59

男性刮痧保健 ⋯⋯⋯⋯⋯⋯⋯⋯⋯⋯ 60

女性刮痧保健 ⋯⋯⋯⋯⋯⋯⋯⋯⋯⋯ 62

乳房刮痧保健 ⋯⋯⋯⋯⋯⋯ 64

第四章
9 种体质刮痧保健法 /67

中医体质分 9 种，其根源在五脏 68

快速判断平和体质 ⋯⋯⋯⋯⋯ 70

平和体质的刮痧保健 ⋯⋯⋯ 70

快速判断阳虚体质 ⋯⋯⋯⋯ 71

阳虚体质的刮痧保健 ⋯⋯⋯ 72

1. 温阳通脉，温暖内环境 ⋯⋯⋯⋯⋯⋯ 73

2. 补肾健脾，增加原动力 ⋯⋯⋯⋯⋯⋯ 74

3. 阳虚体质的刮痧搭档 ⋯⋯⋯⋯⋯⋯⋯ 75

快速判断阴虚体质 ⋯⋯⋯⋯ 76

阴虚体质的刮痧保健 ⋯⋯⋯ 77

1. 滋阴清热，平衡阴阳 ⋯⋯⋯⋯⋯⋯⋯ 78

2. 安神助眠，祛虚火 ⋯⋯⋯⋯⋯⋯⋯⋯ 79

3. 阴虚体质的刮痧搭档 ⋯⋯⋯⋯⋯⋯⋯ 80

快速判断气虚体质 ⋯⋯⋯⋯ 81

气虚体质的刮痧保健 ⋯⋯⋯⋯ 82

1. 健脾益气,增强体质⋯⋯⋯⋯⋯⋯⋯ 83
2. 养胃通便,增进食欲⋯⋯⋯⋯⋯⋯⋯ 84
3. 气虚体质的刮痧搭档⋯⋯⋯⋯⋯⋯ 85

快速判断痰湿体质 ⋯⋯⋯⋯ 86

痰湿体质的刮痧保健 ⋯⋯⋯⋯ 87

1. 健脾利湿化痰⋯⋯⋯⋯⋯⋯⋯⋯⋯ 88
2. 预防痰湿引起的疾病⋯⋯⋯⋯⋯⋯ 89
3. 痰湿体质的刮痧搭档⋯⋯⋯⋯⋯⋯ 90

快速判断湿热体质 ⋯⋯⋯⋯ 91

湿热体质的刮痧保健 ⋯⋯⋯⋯ 92

1. 清热利湿,改善内环境⋯⋯⋯⋯⋯ 93
2. 改善湿热引起的症状⋯⋯⋯⋯⋯⋯ 94
3. 湿热体质的刮痧搭档⋯⋯⋯⋯⋯⋯ 95

快速判断血瘀体质 ⋯⋯⋯⋯ 96

血瘀体质的刮痧保健 ⋯⋯⋯⋯ 97

1. 行气活血,预防血脉瘀滞⋯⋯⋯⋯ 98
2. 活血化瘀,防治血瘀病症⋯⋯⋯⋯ 99
3. 血瘀体质的刮痧搭档⋯⋯⋯⋯⋯⋯ 100

快速判断气郁体质 ⋯⋯⋯⋯ 101

气郁体质的刮痧保健 ⋯⋯⋯⋯ 102

1. 疏肝理气,预防疾病⋯⋯⋯⋯⋯⋯ 103
2. 行气解郁,清热止痛⋯⋯⋯⋯⋯⋯ 104
3. 气郁体质的刮痧搭档⋯⋯⋯⋯⋯⋯ 105

特禀体质的刮痧保健 ⋯⋯⋯⋯ 106

1. 增强免疫力,防治各种过敏病症⋯⋯ 107
2. 泻火清热,预防过敏症⋯⋯⋯⋯⋯ 108
3. 特禀体质者的刮痧搭档⋯⋯⋯⋯⋯ 109

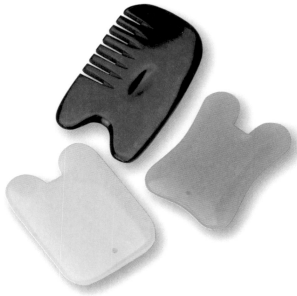

第五章

从头到脚各部位刮痧保健法 /111

头部刮痧保健······112

面部刮痧保健······114

颈部刮痧保健······118

腰背部刮痧保健······120

脊椎刮痧保健······122

胸部刮痧保健······124

腹部刮痧保健······126

四肢刮痧保健······129

手足刮痧保健······132

第六章

五官刮痧保健法 /135

眼刮痧保健······136

耳刮痧保健······138

鼻刮痧保健······140

口腔刮痧保健······142

咽喉刮痧保健······144

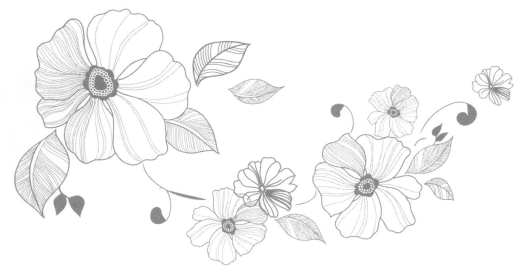

第七章

皮、脉、肉、筋、骨刮痧保健法 /147

皮肤刮痧保健·····················148

毛发刮痧保健·····················150

血脉刮痧保健·····················152

肌肉刮痧保健·····················154

筋刮痧保健·····················156

骨骼刮痧保健·····················158

第八章

不同年龄的刮痧保健法 /161

儿童刮痧保健·····················162

青少年刮痧保健·····················163

中年刮痧保健·····················164

老年刮痧保健·····················165

第九章

四季刮痧保健法 /167

春季刮痧保健·····················168

夏季刮痧保健·····················170

秋季刮痧保健·····················172

冬季刮痧保健·····················174

附录

全息刮痧部位速查图 /176

全息刮痧部位速查图 /176

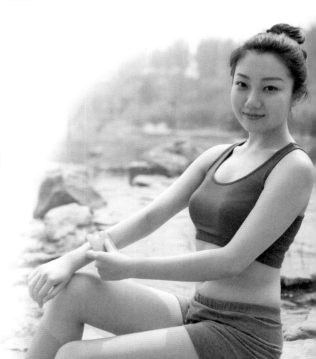

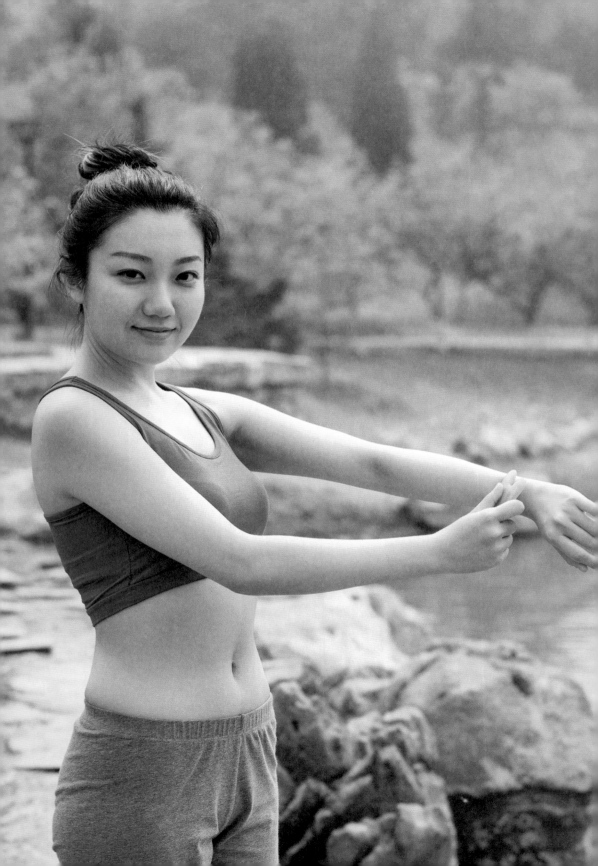

第一章

刮痧养五脏、调体质

　　刮痧疗法是中医技法的精粹。与中医其他技法相比，刮痧的特殊之处在于千百年来无人刻意传授，却始终没有失传。时光会淘汰流沙，留下真金，刮痧疗法能流传千年也自有它的精妙之处。在现代医药科技快速发展的今天，刮痧疗法因其操作简单、无副作用、疗效显著等优势而备受欢迎。这其中的奥妙是什么？今天的刮痧与民间的刮痧又有什么不同？刮痧的科学依据是什么？怎样掌握正确的刮拭方法？刮痧究竟有怎样的治病保健功效？本章都将详细为你解答。

底蕴深厚的刮痧疗法

根植于中医沃土的现代刮痧疗法既是以中医理论为发展基础，又是对中医理论的实践运用。人体内环境中脏腑精气血津液保持动态平衡时，身体就会健康；失去动态平衡时，身体就会出现亚健康状态或疾病。所以，调理阴阳、畅达气血既可以治病，又可以防病。

刮痧通过对皮肤进行简单的刮拭刺激，以出痧的方式宣泄了体内的"浊气、邪毒、瘀滞"，调畅了气血，调动了机体的自我防御系统，可有效地改变经络失调、阴阳失衡的病理状态。

1. 疏通经络，调节阴阳

经络是气血运行的通路，也是人体的综合调控系统。刮痧通过刮拭经脉，疏导气血，使经脉、脏腑器官中气血调和，阴阳平衡，各器官功能正常，从而实现强身健体、防治疾病的目的。

2. 活血化瘀，松解粘连

气血是构成人体和维持人体生命活动的基本物质。在局部或相应腧穴刮痧可疏通气血，活血化瘀，使瘀血消除，新血得生，经络畅通，气血运行恢复正常，达到"通则不痛"及为组织器官补充营养的作用。对于风寒湿邪和劳损引起的肌肉紧张僵硬、筋结、腹内挛急疼痛，刮痧有松解粘连、缓急止痛的功效。

3. 排毒解毒，消散热邪

新陈代谢是生命运动的基本形式，体内气血、痰湿之邪积聚之处，产生浊血、浊水、浊气等危害健康的内毒素。这些部位新陈代谢速度减缓，毒素郁久而化热，通过出痧与皮肤腠理的代谢过程，使毒素迅速排出，热邪消散，从而达到清热解毒的目的。

4. 祛痰解痉，通络散结

由痰湿所致的痰饮、咳喘、形体臃肿、体内肿块及中风痹症，通过刮痧治疗，使腠理宣畅，痰湿热毒外泄，化解郁结，有明显的祛痰解痉、通络散结效果。

5. 疏导气血，扶正祛邪

刮痧使腠理得以开启疏通，将滞于经络腧穴及相应组织内的各种邪气透达于外。另外，当人体因血脉瘀滞，气血不能濡养而正气虚时，畅通经脉，以通为补，或通过补虚泻实之法，刮拭相关腧穴部位，均可增强脏腑功能，激发机体自我调节机制，扶助体内正气，抗御外邪，免受侵袭。

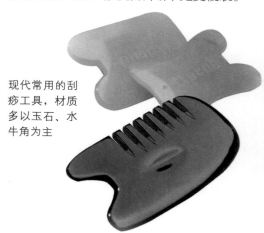

现代常用的刮痧工具，材质多以玉石、水牛角为主

发展创新的全息经络刮痧法

现代全息经络刮痧法底蕴深厚，有坚实的医学基础。我用现代医学微循环理论破解了出痧之谜后，又在民间刮痧的基础上，将中医经络学说和现代生物全息理论引入刮痧疗法，指导选取刮痧部位，提高了疗效。1996年我带着全新的全息经络刮痧法参加第31届国际军事医学大会，现场治疗部队训练伤，显著的效果使中外医学专家为之震惊，刮痧疗法从此开始走向世界。

现代医学微循环理论解开出痧之谜

刮拭部位所出现的红色、紫红色、暗青色或青黑色的斑点、斑块，就是"痧"。痧是微循环障碍的产物。红色的痧是从微血管中渗透出来的，血管并没有损伤。因为当刮拭停止时，微血管的弹性收缩使出痧亦停止，这足以说明痧是从血管中管壁最薄的微血管中渗透出来的。如果是血管壁损伤，当刮痧停止后，理应还会继续出痧。因为微血管单层内皮细胞间隙具有通透性，血液中的小分子物质从微血管壁渗出渗入，进行氧气、营养物质和代谢产物的交换。在多年临床观察中发现：完全健康的人，刮拭后不出痧；一些亚健康状态和自我感觉良好而有潜伏病变的人刮拭就会出痧。患者病变部位、病情轻重、病程长短各不相同，出痧情况也不一样。当营养物质和代谢产物不能正常交换，组织器官的代谢产物积聚时，就会出现微循环障碍。刮痧时刮痧板向下的压力会使含有代谢产物的血液从毛细血管壁的间隙中挤压出来，这些含有代谢产物的离经之血就是"痧"。由于皮肤的屏障作用，存在于皮肤和肌肉之间的，就是我们看到的"痧"。出痧的部位就是微循环障碍的部位，痧的颜色深浅、疏密反映微循环障碍的范围和轻重程度。出痧有迅速改善微循环的作用。

理论指导刮痧实践

民间刮痧法基本上是哪儿疼就刮哪儿，缺乏理论指导，治疗的病症有限。

经络学说是中医疗法的基础理论，根据经络学说选取刮拭部位扩大了刮痧疗法的治疗范围，使其广泛适用于血管神经功能失调的病症和某些疑难杂症，提高了刮痧疗法治病保健的效果。

生物全息理论是近年来的新兴概念，它揭示了生物体局部是整体缩影的规律。中医诊病的方法如望舌、切脉，以局部现象推断整体的健康状况，以及用耳针、头针、足部按摩等方法，通过对身体局部治疗来防治全身病变，这些都是生物全息理论应用的典范。全息经络刮痧法通过刮拭四肢、躯干、头面部等局部位置防病治病，丰富了刮痧部位，使刮拭部位灵活多样，刮拭更加方便、快捷，提高了机体对刮拭刺激的敏感性，治疗效果更显著。

革新刮拭器具

古老的民间刮痧法用银圆、汤勺、竹板等边缘光滑的生活用品，蘸上水、酒或香油就可以刮痧。全息经络刮痧法对器具进行了全面的革新，配有制作精良的、适合体表各部位解剖形态的专用刮痧板、刮痧油和刮痧乳，既保护了皮肤，又能实现对经穴的有效刺激，增强了治疗的效果。

界面治疗，一刮多效

血液的质量及运行状况与健康、疾病，甚至美容都有密切的关系。现代医学已经证实，亚健康和疾病都会导致局部出现微循环障碍。正是因为微循环理论破解了出痧之谜，为刮痧的诊断作用和预防保健作用提供了理论依据，扩大了刮痧疗法的临床应用。通过刮痧可以快速了解血液的运行状态，发现微循环障碍的部位，并能促进血液循环、净化血液，令刮痧疗法从单纯地治病发展为集预防保健、养颜美容、诊测健康等多种作用于一体的保健方法。

皮肤是人体最大的器官，分布着丰富的淋巴管、血管和神经末梢，是脏器的体表感受器。刮痧是在皮肤表面治疗，刮拭刺激皮肤界面的经穴和全息穴区，会通过经络或神经－体液传导至内脏器官，激发和恢复人体的良性自调机能。因此无论是经络刮痧，还是全息刮痧，无论出痧与否，刮痧板对经穴的刺激都会激发机体的自我调节能力、抗病能力和病后的康复能力。这种宏观调

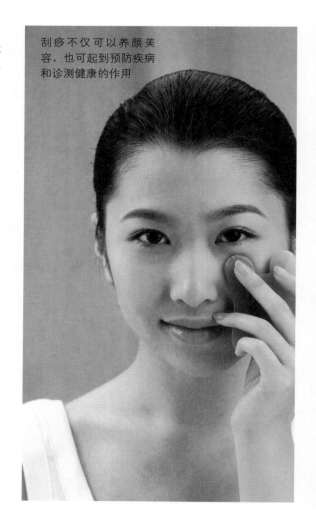

刮痧不仅可以养颜美容，也可起到预防疾病和诊测健康的作用

节作用，可以实现一刮多效，只要掌握了其中的规律和正确的刮拭方法就能对脏腑、皮肤、血脉、肌肉、筋骨发挥良性调节作用。因此刮痧疗法可以治疗多种常见病，甚至某些疑难病症，还能预防、保健、养颜美容。

刮痧保健养五脏、调体质

中医五脏通过经络系统，分别掌控与之对应的五腑、五体、五官、九窍、情志。以五脏为中心的五大系统涵盖了人体所有的组织器官、功能活动。五脏强壮，以五脏为首的整个系统功能则强健。五脏主藏，具有化生和藏精气的功能。精气就是正气，五脏功能越强，正气越足，生命力就越旺盛。五脏功能减弱，则正气虚，生命活力减弱，机体的自我调节能力、康复能力都下降，就容易患病。所以养生要抓住关键，养好五脏，因为五脏的强弱决定生命的活力和寿命的长短。

刮痧调畅气血，养五脏

清洁的体内环境、营养丰富而洁净的血液是确保五脏功能正常的首要条件，是养生的关键。现代医学研究已经证实微循环障碍是五脏出现亚健康和疾病的重要原因。因为五脏主储藏和化生精气，五脏功能正常，血管和血液充满活力，人就年轻，精力充沛，衰老速度就会减慢。而只要有微循环障碍，血脉瘀滞，就会影响五脏的功能。刮痧以调畅气血，促进新陈代谢，为五脏提供充足的营养。只要出现微循环障碍，无论有无症状，刮痧都会以出痧或刮痧板下的细微变化及时发现和迅速排出血液中的代谢产物，畅通气血而实现养五脏，治未病。

五脏系统表

五季	五脏	五体	五官	五液	五志	五华
春	肝	筋	目	泪	怒	爪
夏	心	脉	舌	汗	喜	面
长夏	脾	肌肉	口	涎	思	唇
秋	肺	皮	鼻	涕	悲	毛
冬	肾	骨	耳	唾	恐	发

横向阅读表格，可以看出每个系统从表到里所含的器官和功能，在这个系统中任何部位出现亚健康都可以通过调理相应的脏而得到改善。补养相应的脏就可以增强这个系统中所有器官的功能并激发活力。

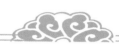

小知识：中医五脏与五脏系统

中医预防保健治未病重在养五脏。因为五脏的强弱决定生命的活力和寿命的长短。中医的五脏是心、肝、脾、肺、肾。人体以五脏为中心，五脏主藏精气，储藏人体最宝贵的精微物质。五脏分别配以五腑，即大肠、小肠、胆、膀胱、胃。腑有传化物的作用，负责受盛和传化水谷，即消化食物、传送糟粕。腑分别归属脏所领导，一脏配一腑，为表里关系。五脏分别主管其对应五体的功能活动：肝主筋、心主血脉、肺主皮、脾主肌肉、肾主骨。五脏分别和体液的分泌、排放有关：肝主泪、心主汗、脾主涎、肺主涕、肾主唾。五脏还分别主管五官的功能，五官分别是五脏的外窍，功能强弱可以从它主管的五官反映出来：肝开窍于目、心开窍于舌、脾开窍于口、肺开窍于鼻、肾开窍于耳。五脏的生理活动还和精神情志密切相关。

刮痧改善体内环境，调体质

人与人之间的健康状态千差万别，归根结底是体质的差异。脏腑功能的盛衰，以及精气血津液的盈亏决定了体质的差异。体质的类型决定了健康发展的趋向。把偏颇体质调理为平和体质的刮痧保健，可以延缓疾病的发生，提高生命的质量，是保健的终极目的。

刮痧能运用"痧诊"和刮拭过程中的反应帮助判断体内环境的寒热虚实，识别偏颇体质。每个人体内环境寒热虚实状态不同：有的属气血不足，有的属气滞血瘀，有的属痰湿过重。刮痧会通过出痧及时发现和迅速排出血液中的各种代谢产物。但是，并不是脏腑器官缺乏营养全都与血脉瘀滞有关，也不是所有的人刮拭都会出痧。有时虽然没有出痧，但是体内环境的差异在刮痧板下会有不同的表现。分析刮痧板下的细微变化并总结规律，对于刮拭不出痧的体质，可以根据每个人不同的脏腑功能状态选择刮拭部位和补泻手法，分别实现温阳、祛寒、利湿、化痰、补益气血的功效。这时刮痧刺激与按摩有相似的作用，可以激发经气，增强经络的传导、调节功能。应用正确的刮拭方法维护和恢复自身的良性调节功能，为五脏提供清洁的体内环境，促进新陈代谢，实现阴阳平衡，是调理偏颇体质的重要手段。

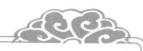

小知识：中医体质学

体质就是我们每个人的素体特征，比如有的人怕冷，手脚冰凉；有的人怕热；有的人"喝凉水都长肉"；有的人吃多少肉也不胖。这些都是典型的体质特征。体质其实就是对每个人体内环境的高度概括。为使保健治疗更有针对性，又有规律可循，中医透过千差万别的症状表现，用阴阳、寒热、虚实、气血、痰湿等理论，发现了体内环境在差异中的规律性，总结归纳为9种体质：平和体质是健康体质，内环境阴阳平衡，气血调和，身心健康。还有气虚体质、阴虚体质、阳虚体质、血瘀体质、气郁体质、痰湿体质、湿热体质、特禀体质为8种偏颇体质。8种偏颇体质是8种体内环境，每种体质健康发展的趋向和易发的疾病类型都有自己的规律。

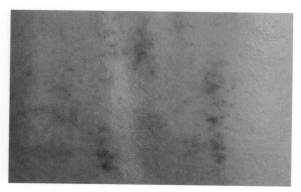

刮痧时，刮痧板向下的压力会使含有体内毒素的血液从通透性紊乱的毛细血管中渗透出来，停留在皮肤与肌肉之间

出痧与退痧在养五脏、调体质中的独特作用

出痧净化体内环境，养五脏

刮痧时，刮痧板向下的压力会使微循环障碍部位瘀滞的血液从毛细血管壁的间隙渗出于血脉之外，暂留在皮下组织和肌肉组织之间，这些含有体内毒素的离经之血就是我们看到的痧。

刮痧改善微循环而保健康

刮拭瞬间所出现的痧迅速改变了血管腔内血液的瘀滞状态，减轻了血管腔内的压力，使含有营养物质的新鲜血液畅行无阻，也将代谢产物及时带走，清洁、净化了血液。局部组织不再受代谢产物瘀滞和新鲜营养无法获得之苦，就可维持良好的内循环和生命活力，从而远离疾病了。

机体在亚健康的未病状态或脏腑器官有病理改变时，相关部位的微循环均会有异常改变。这种变化可能是不被人察觉的漫长过程，但只要出现微循环障碍，无论有无自觉症状，刮痧时都会以痧的形式出现。出痧会迅速改善微循环，防微杜渐，促进新陈代谢，净化体内环境，实现保健作用。

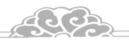

小知识：微循环与微循环障碍

机体仅靠心脏的收缩力是不可能将心脏内的血液送到全身组织细胞的，必须依靠遍布全身的微血管进行调节，因此，微循环是否通畅从根本上决定着人体的健康状况。亚健康及危害现代人健康的许多慢性疾病，如糖尿病、动脉硬化等都与微循环障碍有密切关系。

微循环的理论从微观的角度解释了中医"经络不通""气血不畅"的现象，并形象、生动地揭示了刮痧保健之谜。

微血管网形成了人体微循环，微血管上面有很多具有通透性的间隙，可进行氧气、营养物质和代谢产物的交换

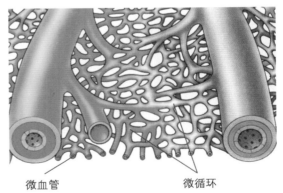

微血管   微循环

退痧增强免疫机能

刮出之痧颜色逐渐变浅,最后消失,皮肤恢复正常颜色,但刮出的痧哪里去了? 用现代医学免疫学的理论来分析退痧的现象和过程:痧的消失不是毒素被身体吸收了,而是毒素被身体内具有免疫功能的细胞分解后排出体外了。

痧被免疫细胞消灭了

痧是渗透到血脉之外,存在于组织之间、皮肤之下的离经之血。这些离经之血被身体视为异物,交给具有免疫功能的淋巴细胞及血液中的吞噬细胞来识别、化解,最终通过呼吸、汗液、尿液等途径排出体外。

痧消退的过程可以增强免疫功能

免疫系统是身体的防卫部队,免疫力低下是身体生病的主要原因之一。刮痧可以增强免疫力,经常刮痧,清除痧的过程可以激发免疫系统的功能,使体内免疫细胞得到锻炼,排异能力增强,可以有效、快速清除病理产物,提高机体的应激能力和组织创伤的修复能力,这是刮痧的另一个重要的保健作用。这一点对免疫机能逐渐下降的现代人尤为重要。

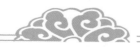

小知识:认识"身体里的清道夫"

人体血液、淋巴液和组织间液中有多种防御因素,能对体内异物,即非正常组织、外来组织有识别能力和排除能力。免疫系统中的淋巴细胞及血液中的吞噬细胞就有这样的功能。它们将识别出来的异物中和、吞噬、分解,通过复杂的生化过程排出体外,因而有净化体内环境的作用,被称为"身体里的清道夫"。

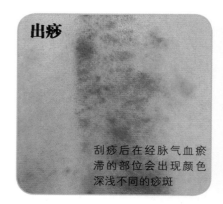

出痧

刮痧后在经脉气血瘀滞的部位会出现颜色深浅不同的痧斑

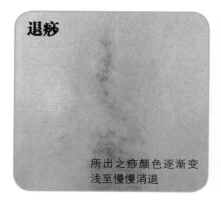

退痧

所出之痧颜色逐渐变浅至慢慢消退

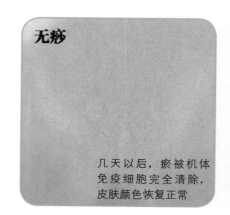

无痧

几天以后,痧被机体免疫细胞完全清除,皮肤颜色恢复正常

刮痧保健的五大特点

刮痧作为一种防病保健的方法越来越受到人们的重视和欢迎，一方面是其保健功效显著，另一方面也是因为它操作简便、易行、灵活、安全。总体来看，刮痧保健有以下五大特点：

1. 为身体减负，以"通""清"为补

现代人多虚、体力不足，并不是因为饮食摄入过少，营养不足，而是因为饮食不合理，摄入过量，代谢紊乱，代谢产物不能及时排出导致身体负担过重，"因瘀致虚"较多。刮痧是宣泄疗法，通过刮拭刺激皮肤和皮下毛细血管、汗腺等，使体内秽浊之气得以宣泄，阻滞经络的病理产物以痧的形式排出，为身体减负，达到经脉通畅，为细胞补充营养，实现以"通""清"为补的减法保健。

2. 畅达气血、延缓衰老

气血是构成人体生命活动的基本物质，气血调和通畅，才能维持组织器官的正常生理功能。刮痧畅达气血，以"通""清"为补，为脏腑器官输送营养，促进新陈代谢，延缓衰老。所以经常刮痧，气血通畅，可以达到延缓衰老、延年益寿的保健效果。

3. 防微杜渐，保健康

血液和体内环境不清洁、血管的老化是一个从量变到质变的渐进过程。刮痧在畅达气血的同时，其实也在及时排出体内毒素，改善微循环，清洁经脉。所以经常刮痧可以净化血液，保持血液、血管的年轻状态，及时发现和消除疾病隐患，将疾病扼杀在未发生或虽发生但未发展阶段。同时，经络是人体自带的保健医生，经常刮痧还能疏通经络。

4. 刮痧部位灵活多样，效果好

经络和生物全息理论指导刮痧部位，身体的每一个局部器官，如头面部、躯干、四肢，甚至小小的手部掌骨都可以进行刮痧保健。您既可根据自身体质特点选择经络刮痧部位，也可交替选择各局部器官的全息穴区刮痧，以保持机体对刮痧刺激的敏感性，增强保健效果。

5. 简便易行、安全无创伤

刮痧用具简单，取穴部位灵活，时间、空间受限少，而且手法易学，原理易懂，即使以前没有接触过医学的人也能在很短时间内掌握。另外，刮痧只在皮肤表面进行，不会对身体造成损伤，也不会出现药物的副作用。

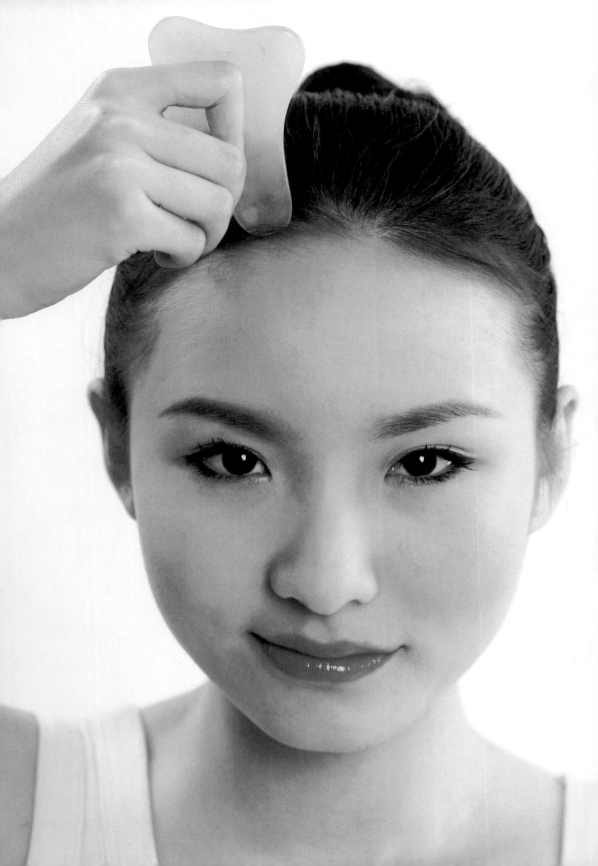

第二章

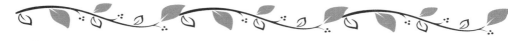

正确刮痧，事半功倍

在了解了刮痧保健的科学性和简便性后，要想实现理想的保健效果，一定要认识一下刮痧保健的具体器具、基本使用方法及操作原则。掌握了这些知识，您就能够自如地运用刮痧这一传统中医疗法，事半功倍地进行自我保健了。

刮痧保健所用的器具

古代用汤勺、铜钱等作为刮痧板，用麻油、水等作为润滑剂，这些器具虽然取材方便，但对有些穴位达不到有效的按压刺激，还会增加疼痛感。现代刮痧所用器具仍然沿袭简单、方便的特点：一两块专用刮痧板、一瓶刮痧油或刮痧乳、一条毛巾和少许面巾纸即可。现代专用刮痧板的形态与身体解剖形态完美契合，刮拭效果好；刮痧油和刮痧乳能最大限度保护皮肤，减轻疼痛。

刮痧板

现代专用刮痧板多选用具有药物作用的玉石或水牛角材质制成。水牛角性味辛、咸、寒，辛可发散行气、活血润养，咸能软坚润下，寒能清热解毒，具有发散行气、清热解毒、活血化瘀的作用。玉性味甘平，入肺经，润心肺，清肺热。《本草纲目》还记载，玉有清音哑、止烦渴、定虚喘、安神明、滋养五脏六腑的作用，是具有清纯之气的良药。

水牛角和玉石刮痧板的边角形态与身体的解剖形态完美契合，使刮痧刺激准确到位，以增强疗效，增加刮拭时的舒适感，其边角加工圆润，不会损伤皮肤，且均无毒副作用。

美容刮痧玉板（**专利号 ZL 02 2 43809.2**）

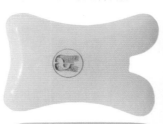

美容刮痧玉板 4 个边形状均不相同，其边角的弯曲弧度是根据面部不同部位的曲线设计的。短弧边适合刮拭额头，长弧边适合刮拭面颊，两角部适合刮拭下颌、鼻梁部位及眼周穴位。

全息经络刮痧板（**专利号 96201109.6**）

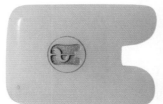

全息经络刮痧板为长方形，边缘光滑，四角钝圆。玉石刮痧板两长边可刮拭身体平坦部位的全息穴区和经络穴位，两个半圆角适于刮拭人体凹陷部位，如脊椎部位、手指、头部全息穴区。

多功能全息经络刮痧牛角板梳（**专利号 96201109.6**）

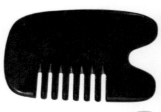

长边和两角部可以用来刮拭身体平坦部位和凹陷部位，另一边粗厚的梳齿便于梳理头部的经穴，既能使用一定的按压力，又不伤及头部皮肤，更不会起静电损伤毛发。

全息刮痧专用小板（**专利号 ZL 2019 3 0733466.6**）

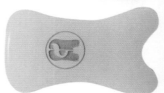

精巧的玉石小板边角适合刮拭手部第 2、第 3 掌骨，可以通过刮拭掌骨缝之间，对脏腑脊椎三维精准定位诊断和调理。

刮痧油和美容刮痧乳

刮痧油是刮痧必不可少的润滑剂，但由于刮痧油是液体的，用于面部时，很容易流到或滴到眼睛里、脖颈处，所以在面部刮痧时最好用美容刮痧乳。刮痧油和美容刮痧乳均含有药性平和的中药，对人体有益而无刺激性及副作用。

刮痧油

刮痧油是由具有清热解毒、活血化瘀、消炎镇痛作用而没有毒副作用的中药，以及渗透性强、润滑性好的植物油加工而成。刮痧时涂以刮痧油不但可减轻疼痛感，加速病邪外排，还可保护皮肤，预防感染，使刮痧安全有效。

美容刮痧乳

美容刮痧乳渗透性及润滑性好，其中的中药成分有活血化瘀、改善皮肤微循环、滋养皮肤的功效。

毛巾和纸巾

刮拭前清洁皮肤要选用清洁卫生，质地柔软，对皮肤无刺激、无伤害的天然纤维织物。刮拭后可用毛巾或柔软的清洁纸巾擦拭油渍。

专家提示

刮痧板的清洗和保存

水牛角和玉石制的刮痧板，刮拭完毕可用肥皂洗净擦干或以酒精擦拭消毒，绝对不可高温消毒。

水牛角刮痧板长时间置于潮湿之处或浸泡在水里，或长期置于干燥的空气中，均会产生裂纹，影响使用寿命。因此刮毕洗净后应立即擦干，最好放在塑料袋或皮套内保存。

玉石刮痧板不怕水泡，也不忌干燥，但在保存时要避免磕碰。

有些刮痧板的上端有小孔，可以穿入线绳，随身携带，但在携带中要注意避免磕碰。

刮痧板最好专板专用，避免发生交叉感染。

不要用红花油做应急刮痧油

上面提到过，古代人们一直用麻油、水做刮痧用润滑油，所以在没有专用刮痧油的时候，也可以用这些传统材料做应急代替。但并不是所有油剂都适合的，比如红花油就最好不要用。因为红花油里面含有的辣椒素会刺激皮肤，当反复刮拭时会使皮肤变得粗糙，引起皮肤过敏或生成黑斑。长期保健最好用专用刮痧油，治疗作用比较好，且没有副作用。

刮痧保健运板方法

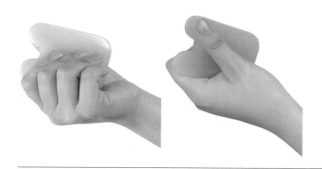

持板方法

用手握住刮痧板，将刮痧板的底边横靠在手掌心部位，大拇指及另外4指弯曲，分别放在刮痧板两侧，指尖尽量靠近刮痧板接触皮肤的边缘部位。刮痧时用手掌心部位施加向下的按压力。

面刮法

面刮法是刮痧最常用、最基本的刮拭方法。将刮痧板的一半长边或整个长边接触皮肤，刮痧板向刮拭的方向倾斜30~60度（45度最常用），自上而下或从内到外均匀地向同一方向直线刮拭，不要来回刮。适用于躯干、四肢、头部等平坦部位。

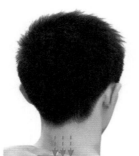

平刮法

操作方法与面刮法相似，只是刮痧板向刮拭的方向倾斜的角度小于15度，向下的渗透力较大。适用于面部、脏腑体表投影区和疼痛部位等比较敏感的部位。

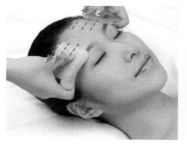

推刮法

操作方法与面刮法相似，刮痧板向刮拭方向倾斜的角度小于15度，刮拭的按压力大于面刮法和平刮法，刮拭速度比以上方法慢，每次刮拭的长度要短，根据需要每次刮拭1~2厘米长。推刮法可发现细小的阳性反应并能减轻疼痛，是诊测健康和刮拭疼痛区域的常用方法。

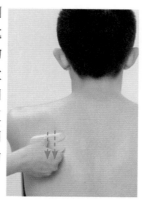

角刮法（单角刮法、双角刮法）

单角刮法：用刮痧板的一个角，朝刮拭方向倾斜45度，在穴位处自上而下刮拭。适用于肩贞、膻中、风池等穴位。

双角刮法：以刮痧板凹槽处对准脊椎棘突，凹槽两侧的双角放在脊椎棘突和两侧横突之间的部位，刮痧板向下倾斜45度，自上而下刮拭。用于脊椎两侧部位的诊断和治疗。

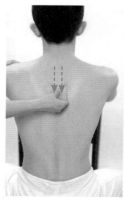

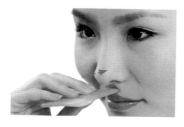

点按法

将刮痧板角部与穴位呈90度垂直，向下按压，由轻到重，逐渐加力，片刻后迅速抬起，使肌肉复原，多次重复，手法连贯。适用于人中、膝眼等处穴位。

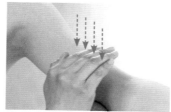

拍打法

将5指和手掌弯曲成弧状从上向下拍打，拍打手法只用于肘窝和膝窝的经穴，躯干部位和颈部禁用。拍打之前一定要在拍打部位先涂刮痧油。注意拍打的力度从轻渐重，力度大小根据每个人对疼痛的耐受力而定，有严重动脉硬化及心脏病患者禁拍。

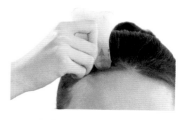

厉刮法

将刮痧板角部与穴区呈90度垂直，刮痧板始终不离皮肤，并施以一定的压力做短距离（2~3厘米长）前后或左右摩擦刮拭。适用于头部全息穴区。

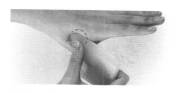

按揉法（平面按揉法、垂直按揉法）

平面按揉法：用刮痧板角部的平面以小于20度按压在穴位上，做柔和、缓慢的旋转运动，刮痧板角部平面始终不离开接触的皮肤。适用于合谷、内关以及手足全息穴区和其他疼痛敏感点。

垂直按揉法：将刮痧板以90度按压在穴位上，刮痧板边缘始终不离开皮肤，垂直向下由轻渐重施以按压力，可以在原处做前后或左右移动。适用于骨缝部的穴位、需要加强刺激的穴位和第2掌骨桡侧全息穴区。

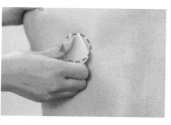

揉刮法

以刮痧板整个平面或1/2平面接触皮肤，刮痧板与皮肤的夹角小于15度，均匀、缓慢、柔和地做弧形旋转刮拭。多用于面部、腹部、腋窝刮痧和消除结节、疼痛等阳性反应。

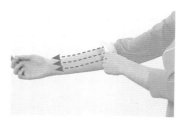

疏理经气法

沿经脉循行部位，用刮痧板长边自上而下循经刮拭，用力轻柔均匀，平稳和缓，连续不断。一次刮痧距离宜长，一般从肘部、膝关节部位刮至指、趾尖。可放松肌肉，消除疲劳，适用于隔衣保健刮拭或刮痧结束时对经脉气血的整体疏通。

补泻手法

刮痧的补泻手法是由按压力大小和速度快慢两个因素决定的，一般中医外治法均认为速度快、按压力大为泻，速度慢、按压力小为补，速度适中、按压力适中为平补平泻。刮痧疗法按压力大小决定刮痧治疗的作用，而速度快慢决定刮痧的舒适感。但是刮痧的补泻手法与补泻效果不完全相同。因为刮痧是宣泄疗法，即使用补法刮痧，只要出痧和毛孔张开一样有宣泄病气的效果。

按压力

刮拭时始终保持一定按压力，才能将刮拭的作用力传导至深层组织，有治疗作用。按压力小，则治疗作用肤浅，按压力大，治疗作用就会深达经脉、肌肉、骨骼。

根据按压力的大小又分为重刮法和轻刮法。重刮手法适用于身强体壮、突发病症和病程短者。轻刮法适用于年老体弱、慢性病和病程长者。

刮拭速度

刮拭速度快，按压力要小，有利于推动皮肤和皮下组织经脉气血的运行；刮拭速度慢，按压力要大，有助于推动深层肌肉组织经脉气血的运行。

根据刮拭速度的快慢又分为快刮法和慢刮法。快刮法多按压力轻，适用于隔衣保健刮拭，以及体寒、体弱者短时间刮拭以激发经脉气血的活力。慢刮法多按压力重，适用于疏通经脉气血的瘀结点，活血化瘀，松解肌肉组织的僵硬、粘连。

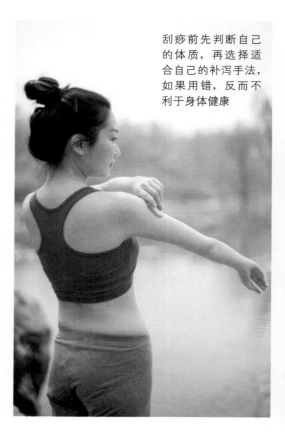

刮痧前先判断自己的体质，再选择适合自己的补泻手法，如果用错，反而不利于身体健康

根据体质选用补泻手法

根据刮拭时的力量和速度，刮拭手法可以分为补法、泻法和平补平泻法。

体弱、虚证及皮下脂肪少的部位：应用按压力小，速度慢的补法刮拭。轻刮法、快刮法相结合也适用于体质虚弱者。虚实兼见证及亚健康者：采用平补平泻法刮拭。体质较好，肌肉丰厚部位应用按压力大，速度慢的手法；体质差或肌肉、脂肪少的部位可用按压力小，速度快的手法；虚实兼见证可用按压力适中，速度适中的平补平泻法刮拭。

刮痧保健的方式

刮痧保健有两种方式,涂刮痧油刮拭和不涂刮痧油刮拭。这两种方法刮痧的目的不同,所以在刮拭时间、用力程度和保健效果等方面也各有不同。

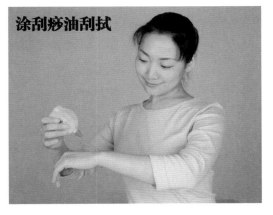

涂刮痧油刮拭

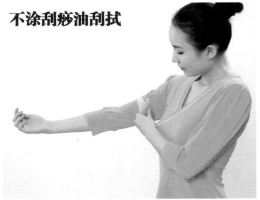

不涂刮痧油刮拭

刮拭方式	涂刮痧油刮拭	不涂刮痧油刮拭
适用范围	适用于定期保健刮痧(如1~2周或1~2个月刮拭1次)、亚健康的诊断和治疗	适用于短时间刮痧保健
保健作用	有行气活血、疏通经络、排毒解毒、化瘀止痛、净化血液和体内环境、调理脏腑的作用	有激发经气运行、疏通经络、舒筋活血、促进新陈代谢的作用
操作方法	必须涂刮痧油,直接在皮肤上刮拭	不涂刮痧油,直接在皮肤上刮拭;也可隔衣刮拭
按压力度	根据体质及病症,选用轻刮法,或介于轻重之间,局部适当应用重刮法	根据健康状况,用轻刮法快速刮拭或用重刮法慢速刮拭
皮肤效果	出痧或毛孔张开	局部潮红或有温热感即可
刮拭时间	每次总体时间不超过30分钟	没有时间限制
间隔期	同一部位须痧消退后再进行第2次刮拭	可以天天刮拭

刮拭要领与技巧

按压力

刮拭过程中始终保持一定按压力，若只在皮肤表面摩擦，不但没有治疗效果，还会形成表皮水肿。按压力也不是越大越好，要根据具体体质、病情和局部解剖结构（骨骼凸起部位、皮下脂肪少的部位、脏器所在处，按压力应适当减轻）区别对待。糖尿病患者、严重动脉硬化者按压力适当减轻。用重力刮痧时，需逐渐加大按压力，使身体适应，以减轻疼痛。

刮拭角度

刮拭角度以利于减轻被刮拭者疼痛感和增强对经穴的刺激力为原则。刮拭角度越小越舒服。刮痧板与刮拭方向的角度大于 45 度时，会增加疼痛感，所以刮拭角度应小于 45 度。在疼痛敏感的部位，最好小于 15 度。

刮拭速度

每次刮拭速度应平稳、均匀，一般与心率相符，60~80 次 / 分钟为宜，低于 60 次 / 分钟为慢，高于 80 次 / 分钟为快。疼痛感与刮拭速度有关，刮拭速度越快，疼痛感越重；速度越慢，疼痛感越轻。

刮拭长度

一般以穴位为中心，总长度 8~15 厘米，以大于穴区范围和病痛范围为原则。如果需要刮拭的经脉较长，可分段刮拭。

点、面、线结合

点即穴位。面即经络的皮部范围，脏腑器官的全息穴区范围，即刮痧板边缘接触皮肤的部分。线即经脉。点、面、线结合的刮拭方法，在疏通经脉的同时，又可加强重点穴位的刺激，并保证一定的刮拭宽度和长度，便于准确地包含经络和穴区。

刮痧疗法强调"宁失其穴，不失其经"，因为刮痧板接触皮肤有一定的宽度，一般刮拭又有一定的长度，只要找对经脉的大概部位，经脉、穴位就一定在刮拭范围之内。这也是刮痧易于普及，无论有无医学基础都可以掌握的原因。

因此学用刮痧不一定要掌握经穴的精确位置，只要了解经脉的皮部，即经脉在体表分布的大概范围就可以操作了。当然当你熟练掌握刮拭方法，又有一定的刮痧经验时，追求穴位的精准度对保健治疗的效果更好。

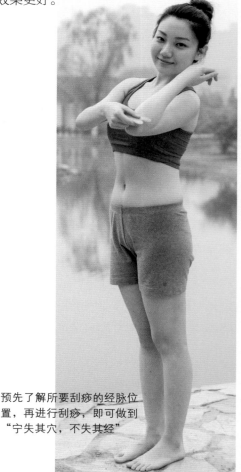

预先了解所要刮痧的经脉位置，再进行刮痧，即可做到"宁失其穴，不失其经"

刮拭顺序

刮痧保健对刮拭顺序无严格要求，可以根据需要选择保健刮拭部位。为减少穿脱衣服的次数，可以先上后下，先背腰后胸腹，先躯干后四肢。

刮拭方向

背部、腹部、四肢：自上而下刮（如肢体浮肿、静脉曲张、内脏下垂则从下向上刮）。

面部、肩部、胸部：从内向外刮。重点穴位、穴区和特殊穴位、穴区局部视情况采用"点按法"或"按揉法"（详见本书15页）。

刮拭时间

总体刮痧时间：视被刮拭者的体质、治疗刮痧部位、病情和刮拭的力度而定，一般一次刮痧总体时间应在 20 分钟之内，最长不应超过 30 分钟，体弱者还应适当缩短时间。注意刮痧时间是由刮拭速度和次数决定的，因此每次刮痧规定 20 或 30 分钟有时是不合适的。如果刮拭速度缓慢，刮拭时间可以适当延长，每个部位刮至皮肤毛孔微张即应停止刮拭。

局部刮痧时间：隔衣刮拭每个部位刮至皮肤微热即可。直接在皮肤上涂刮痧油刮拭，可根据体质情况和刮痧的目的而确定：年龄大、体弱者或不易出痧者，只要刮至皮肤微热、毛孔微张即可停止刮拭；体质强壮，需要活血化瘀、缓解疼痛者可以刮至没有新的痧出现，或局部疼痛有所缓解即可停止刮拭。

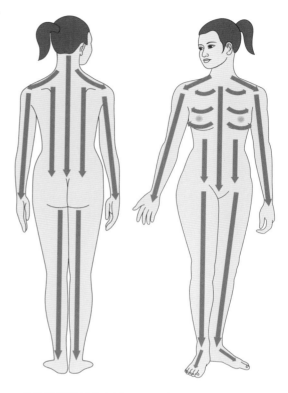

身体背面刮拭方向图　　　身体正面刮拭方向图

刮痧治疗间隔

刮痧治疗间隔也要根据被刮拭者的体质、刮痧后的恢复情况而定，以局部皮肤痧消退，疲劳和触痛感消失为准。痧的消退一般需要 5~7 天，快者 2~3 天，慢者则需要 2 周左右。刮痧保健、隔衣刮拭不出痧，不受间隔限制，可以每天刮拭。

刮拭后的正常反应

正常反应

　　刮痧后，皮肤毛孔微张，局部皮肤有热感，少数人自觉有寒凉之气排出，有的部位会出现颜色不同的痧象，有时甚至会在皮肤下深层部位触及大小不一的包块状痧，出现包块状痧的部位第2天皮肤表面会出现深色片状痧斑。这些都属于刮痧后的正常出痧现象，它们提示了不同的健康信息。

痧象告诉我们的健康信息

痧象程度	具体痧象	健康提示
散在痧点	浅红色、红色散在痧点、痧斑，与皮肤其他部位高度基本持平	表明身体健康。这种微循环障碍可通过机体自我调节功能不治自愈
轻度痧象	直径在1~2厘米的浅红色、红色较密集斑片状痧斑，不高于皮肤	轻度微循环障碍，提示经脉轻度缺氧，时间较短；见于亚健康状态，没有任何自觉症状者
中度痧象	多个直径大于2厘米的紫红色、青色斑片状痧斑，与皮肤持平，或略高于皮肤	中度微循环障碍，提示经脉中度缺氧，时间较长，可见于亚健康或疾病状态，有时有症状表现
重度痧象	皮肤表面出现直径大于2厘米的暗青色、青黑色的1个或多个包块状、青筋样痧斑，明显高于其他部位	重度微循环障碍，经脉严重缺氧，时间较长；可见于比较严重的亚健康或疾病状态，常有症状表现

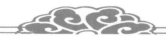

　　提示：有轻度痧象者，应该及早进行刮痧保健；有中度痧象者，应进行预防性刮痧治疗；有重度痧象者除进行刮痧治疗，还应及早到医院做进一步健康检查，明确诊断，以做到早发现、早综合治疗。

皮肤、毛孔变化提示的健康信息

皮肤毛孔变化与人体正气强弱及体内湿气有关系。毛孔张开小而速度慢为正常；毛孔迅速张开为气虚，如有异味排出为体内有秽浊之气；皮肤迅速增厚为体内有湿气，湿气重者皮肤增厚速度快，甚至会出现短时间的皮肤僵硬、板结，是湿气外排的表现。

刮痧过程中皮肤及刮痧板下的感觉提示的健康信息

触觉	具体表现	健康提示
温度	寒凉	经脉或组织器官因感受寒邪或体内环境偏寒而缺血、缺氧
	温热舒适	经刮痧治疗，经脉或组织器官气血通畅，体内环境正常
疼痛	酸痛	经脉或组织器官因气血不足而缺血、缺氧
	胀痛	经脉或组织器官因气滞而缺血、缺氧
	刺痛	经脉或组织器官因血液瘀滞而缺血、缺氧
沙砾	只有沙砾	经脉或组织器官气血瘀滞时间相对较长，正在形成的病变或以前的病变目前无症状表现
	沙砾与疼痛并存	经脉或组织器官气血瘀滞时间相对较长或局部有炎症，提示局部或该经脉、组织器官有缺氧现象，目前有轻微症状表现
结节	只有结节	经脉或组织器官气血瘀滞时间较长，结节越大、越硬，缺氧越严重，提示该经脉、组织器官缺血、缺氧现象的时间越长或局部曾有过炎症，是以前的病变，目前无症状表现
	结节与疼痛并存	经脉或组织器官气血瘀滞时间较长，目前有症状表现
肌肉张力	紧张僵硬或松弛痿软	气血运行不畅，经脉或组织器官缺血、缺氧，功能减弱、紧张僵硬为实证，松弛痿软为气血不足的虚证

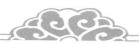

提示：疼痛感不强烈者，应该及早进行预防性治疗；疼痛感强烈并伴有沙砾、结节现象者，应及早到医院做进一步健康检查，明确诊断，以做到早发现、早综合治疗。

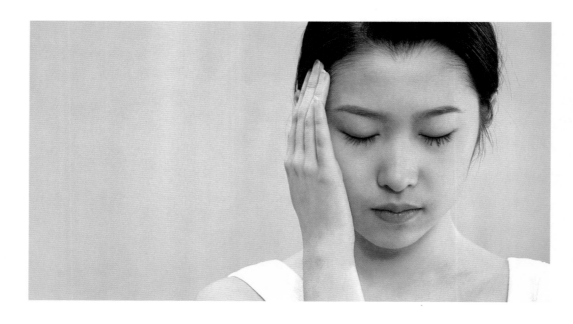

刮拭后的异常反应

疲劳

少数体质虚弱者如果刮痧时间过长，或用力过重，会在24小时内有疲劳反应。一般不需特别处理，只要休息后即可恢复正常。

局部肿胀、疼痛

刮拭部位皮肤出现肿胀、灼热，24小时不消退，或刮拭1~2天后局部仍有明显触摸疼痛时，提示刮拭时间过长，或刮拭过度。可在刮拭24小时后做局部热敷。

晕刮及处理

晕刮的症状：轻者出现精神疲倦、头晕目眩、面色苍白、恶心欲吐、出冷汗、心慌、四肢发凉等症状，重者会血压下降，甚至神志昏迷。

晕刮的原因：接受刮痧治疗的人精神过度紧张，或对疼痛过分敏感，或是处于空腹、熬夜、大汗或失血、过度疲劳状态，都有可能发生晕刮现象。另外，刮拭手法不当，或刮拭部位过多，时间过长，也有可能导致晕刮发生。

晕刮的防治：首先要让接受刮痧者了解刮痧保健原理，消除顾虑和紧张心情；另外要避免在空腹、熬夜、过度疲劳时接受刮痧治疗；治疗时要选择舒适的体位和适当的手法，刮拭部位要少而精，刮拭时间不要过长。刮拭过程中，也要注意观察和询问被刮拭者的感受，及时发现晕刮先兆。

当晕刮发生时，应立即停止原来的刮拭，一方面抚慰患者；一方面使其平躺，注意保暖，给其饮服温开水或糖水。然后用刮痧板角部点按人中穴，并泻刮百会穴和涌泉穴，待情况好转后，继续刮内关穴、足三里穴。如果晕刮症状严重，请立即送往医院救治。

刮痧操作步骤

1. 选择合适室温

以空气新鲜、冷暖适宜的室内环境为佳。室温过高时应避免空调或风扇的冷风直吹，室温以不低于 18 摄氏度为宜。

2. 选择体位

选择一种既便于刮痧者操作，又能使被刮拭者肌肉放松，可持久配合的体位。

3. 选定并暴露刮痧部位

根据体质、病症和治疗目的，选定并充分暴露要刮拭的部位，用纸巾保护好刮拭部位下面的衣服。如刮拭部位皮肤不清洁，要先用温热毛巾清洁皮肤。

4. 刮痧操作

应先在刮拭的全息穴区和经络穴位处涂刮痧油，进行面部刮痧时，应先涂敷美容刮痧乳，用刮痧板边缘将滴在皮肤上的刮痧油涂均匀，再根据刮拭部位选择适当的刮拭方法开始刮拭。

5. 结束

刮拭完毕，用清洁的纸巾按压在所刮之处，边擦拭残留油渍，边进行按揉，利于毛孔回缩复原。迅速穿衣保暖，饮适量温开水。

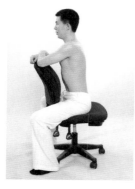 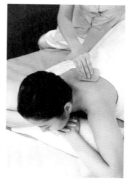 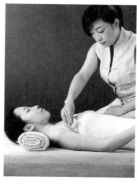 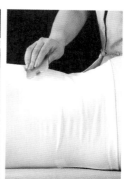

坐位 被刮拭者面向椅背骑坐或侧坐，双臂或单臂放在椅背上，使其身体有所依靠。适宜刮拭头、颈、肩、四肢、胸、背、腰等部位。

俯卧 适宜刮拭后头部、背、腰、下肢后侧等部位。取俯卧位时腹部下垫一软枕，托起腹部，避免腰部下陷，肌肉紧张。

仰卧 适宜刮拭前头部、头顶部、侧头部、面部、胸腹、下肢前面等部位。

侧卧 适宜刮拭侧头部、胸、背、腰、髋、下肢侧面等部位。

刮痧的注意事项

刮痧时应避风和注意保暖

刮痧时皮肤毛孔处于开放状态，如遇风寒之邪，邪气会直接进入体内，不但影响刮痧的疗效，还容易感受风寒，出现感冒或肌肉疼痛。刮痧后应将被刮部位覆盖再走出室外，面部刮痧后半小时方可到室外活动。

每次只治疗一种病症

要严格遵守每次刮痧只治疗一种病症的原则，并且每次刮拭时间不可过长。不可连续大面积出痧，以免宣泄过度，损伤体内正气。多种全息穴区、经络穴位刮痧时，每次每种选刮 3~4 个即可。

不可片面追求出痧

刮痧时只要刮至皮肤毛孔清晰可见即可，无论出痧与否，都可排除病气，有治疗作用。血瘀之证、实证、热证容易出痧，虚证、寒证、肥胖之人以及服激素类药物后不易出痧，室温低时也不易出痧。对于不易出痧的病症和部位，只要刮拭方法和部位正确，就有治疗效果。片面追求出痧而刮拭过度，不仅消耗正气，还可能造成软组织损伤。

刮痧后要喝一杯热水

刮痧过程使毛孔开放，邪气外排，会消耗部分体内津液，刮痧后喝一杯热水，可补充水分，还可促进新陈代谢，加速代谢产物的排出。

刮痧后 3 小时方可洗浴

刮痧后要等皮肤毛孔闭合，方可洗浴，以避免风寒之邪侵入体内。一般需要在 3 小时以后洗浴。

各部位刮痧注意事项

详见第五章《从头到脚各部位刮痧保健法》中各部位的"刮痧要点提示"。

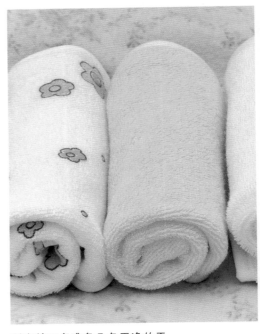

刮痧前可多准备几条干净的干毛巾，用来清洁皮肤、局部保暖及擦拭刮痧油

刮痧适应证和禁忌证

全息经络刮痧法可用于多种常见病的防治，对于疼痛性疾病及血管、神经功能失调的病症具有显著的疗效，但对于器质性疾病来说，只是一种辅助性的治疗手段。实践证明，刮痧对于治疗疼痛性病症、改善亚健康状态、防病保健、养颜美容、养五脏、调体质具有显著效果和独特的优势，所以这些是刮痧的最佳适应证。

刮痧的最佳适应证

预防保健	预防疾病、延缓衰老、亚健康部位早期诊断、有效改善亚健康、保养五脏、调理偏颇体质、预防心脑血管疾病
美容美体	治疗痤疮、黄褐斑、毛孔粗大、黑眼圈、眼袋、肌肤松弛下垂，刮痧可减皱美白、养颜美容、减肥美体
疼痛性疾病	治疗头痛、牙痛、胃肠痉挛性疼痛、痛经、各种神经痛、腰痛、腿痛、颈痛、肩痛等骨关节疾病
外感病、脏腑器官病症	治疗感冒发热、咳嗽气喘、肠胃病、食欲不振、糖尿病、心脑血管疾病、乳腺增生、月经不调，以及各种神经血管失调的病症

六大禁忌证

下列 6 种情况，不适合进行刮痧治疗：

1. 严重心脑血管病急性期、肝肾功能不全者禁刮。

2. 原因不明的肿块和恶性肿瘤部位禁刮。

3. 有出血倾向的疾病，如血小板减少症、白血症、严重贫血等病症禁刮。

4. 妇女月经期、怀孕期间下腹部和腰骶部禁刮。

5. 韧带、肌腱急性损伤部位，新发生骨折处，以及外科手术疤痕处，均应在 3 个月之后才能进行刮痧治疗。

6. 感染性皮肤病患处，糖尿病患者皮肤破溃处，严重下肢静脉曲张局部禁刮。

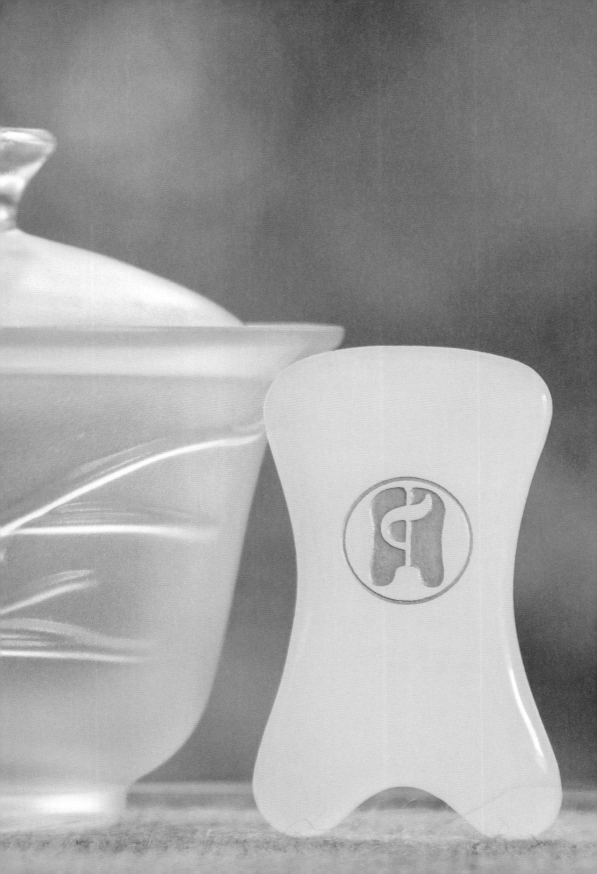

第三章

养五脏刮痧法：
激发脏腑活力、自调潜能

　　刮痧是保养五脏，维护和激发身体自调机能的简单易行且效果显著的居家保健方法。刮痧可以畅通经脉气血，保养五脏，有病则祛病，无病则强身，并可以通过刮痧发现五脏亚健康和疾病的蛛丝马迹，激发机体自身的自愈潜能，有效改善亚健康，将疾病消灭在萌芽之中。准备好一个刮痧板和适量的刮痧油，按照书中介绍的方法，就可以在家保养五脏，呵护自己和家人的身心健康。本章提供了多种对五脏进行刮痧保健的方法，每个人可根据自己的情况交替选择。

五脏刮痧保健激发人体的自调潜能

中医将人体视为一个整体，这个整体分为既相对独立又相互关联的五大系统，每个系统的首领就是中医的五脏，五脏不只是解剖学上有形的脏器，更包括了现代医学所说的各部位组织器官、神经系统、内分泌系统，以及精神情志活动，负责人体内部的自我调节，以适应内外环境的各种变化。

人体内各组织器官功能活动相互协调，正常的人体不但能顺应外界环境的变化而调整自己，更能完成体内蛋白质、脂肪、糖、淀粉、各种膳食纤维、生物酶等复杂的代谢过程。这种高度自动化、优化的自我调节机制能维持人体的健康状态，中医称之为"阴平阳秘，精神乃治"。

中医早在《黄帝内经》中就已经认识到脏腑是人体自我调节系统的核心部位。脏腑刮痧保健就是通过对人体最高综合调控系统经络穴位的刮拭刺激，达到维护脏腑的生理功能，随时保持良好的调节机制，激发人体自调机能和应对疾病自愈的潜能，延缓衰老的进程。

脏腑从健康发展为疾病的过程，正是人体自我调节机制减弱、失职的过程。这个过程的早期在中医中分为阴虚和气虚两种状态。本章节则针对健康、阴虚、气虚三种状态分别给出了刮痧保健的方法。

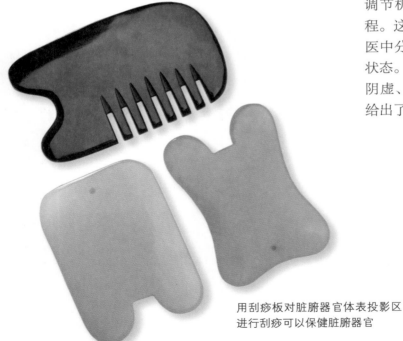

用刮痧板对脏腑器官体表投影区
进行刮痧可以保健脏腑器官

快速自测心脏健康状况

1 面色荣润，有光泽，思维敏捷，语言表达流利，精神饱满，精力充沛，身体健壮，性格乐观豁达，心脏系统功能良好。

2 面色苍白，两眼之间皱纹多，心悸、气短、自汗，活动时加重为心气虚。面色无华，两颧部潮红，或有红血丝、健忘、失眠、多梦、头晕目眩、五心烦热、潮热盗汗、口舌生疮，内眼角经常有红血丝为心阴虚。面色红暗，少光泽，出现黄褐斑或色泽晦暗，舌下静脉曲张，胸闷、心绞痛均提示心脏气血不足，血脉瘀滞。

3 正常人窦性心律成人每分钟为 60~100 次，超过 100 次称为窦性心动过速，少于 60 次称为窦性心动过缓。

4 双手紧握 10 秒钟，手松开后，3~5 秒内手掌白白的颜色马上消失，手掌、手指颜色恢复均匀，手温很快恢复正常，说明心脏血管弹性很好。如果 5 秒以上才慢慢恢复，应警惕心脏、血脂、血压异常。

5 涂刮痧油刮拭胸部屋翳穴、巨阙穴，背部心俞穴、天宗穴，上肢神门穴、通里穴，均有

明显的刺痛、痧斑或结节，提示心脏亚健康较严重，应警惕心脏系统疾患。

6 按操作要求拍打肘窝，曲泽穴、少海穴出现青紫色或暗青色直径 2 厘米以上的痧斑（特别是少海穴的痧斑更具诊断意义），提示心脏有亚健康，应警惕心脏疾患。

7 手掌颜色暗红，少光泽，或大鱼际心区颜色暗红，冠状动脉区有蓝色经脉凸起，中指尖、小指尖弯曲，为心脏亚健康，警惕心脏、血压病变。

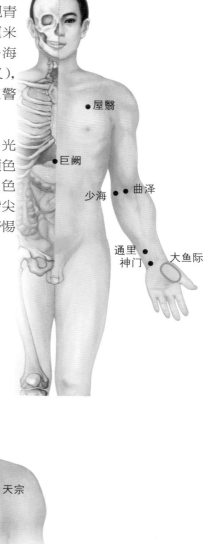

屋翳
巨阙
少海
曲泽
通里
神门
大鱼际

天宗
心俞

心脏刮痧保健

中医认为，心主神志，藏神，心的重要性如一国之君。心不藏神则会出现精神萎靡、反应迟钝、健忘、失眠多梦、神志不宁。心主血脉，其华在面。心气旺盛，血脉充盈，则面部红润而有光泽，精力充沛，体力强健。若心气虚，则面色苍白无华，疲乏无力，甚至面色晦暗或青紫。心气血不足，会有心悸、气短、胸闷、失眠、健忘的症状，还会因血液运行无力，导致血脉瘀滞，五脏皆损。引发心脑血管疾病及五脏的疾病。心与小肠相表里，心脏系统功能还关系到小肠的营养吸收。

血液不清洁，使血液黏稠、流动缓慢的成分增加，是造成心脏血管动脉硬化的重要原因。心脏血管动脉的硬化是一个缓慢过程。没有症状不等于血管、血液健康。经常刮痧，特别是在没有症状出现时刮痧，可以帮助清洁、净化血液，活血化瘀，延缓心脏衰老，预防心脑血管疾病发生。本节列出心脏功能正常时、心阴不足虚火旺时以及心气虚时三种情况的心脏保健方法。心脏健康时，按照第一种情况的方法刮一刮，强壮心脏系统的生理功能，保持心血管系统年轻化，预防与心脏有关的疾病。心脏亚健康时，根据自己的情况，选择第二、三种情况的方法刮痧，可清心除烦，益气养心，有效改善心悸气短、心烦失眠等心脏亚健康症状。

刮拭部位

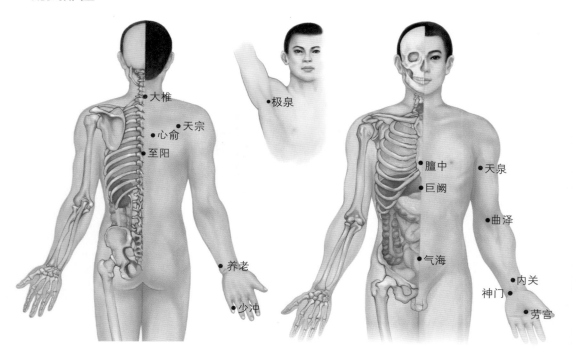

1. 养心三法，预防心脑血管疾病

心脏、小肠、血液、脉管、面部、舌体等构成心脏系统。与心脏系统相关的心经、心包经、小肠经是否通畅，会影响到心脏系统的正常功能。随着年纪的增长，心脏系统的调节功能下降，正气不足，会加速心脏衰老，导致神志不安，甚至诱发心脑血管疾病。经常按以下方法刮痧可以促进和维护心脏的正常生理功能，延缓心脏和心脑血管的衰老。对心脏的健康发展趋向有早期诊断作用，如果有痧象或阳性反应，可及时发现和改善心脏亚健康。

刮拭方法

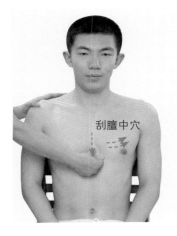

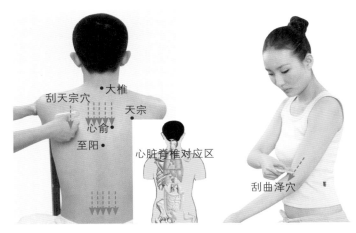

方法1：先在胸部心脏体表投影区涂刮痧油。用单角刮法从上向下刮拭胸部正中膻中穴，用平刮法隔衣沿肋骨走向从内向外刮拭左侧胸部乳头上、下心脏体表投影区。每2~4周刮拭1次，每次各刮拭20~30下。

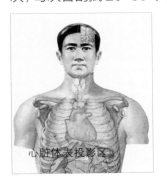

心脏体表投影区

方法2：先在心脏脊椎对应区（第4~8胸椎及两侧3寸宽的范围）涂上刮痧油，用面刮法自上而下刮拭背部心脏脊椎对应区的督脉区域，再用双角刮法刮拭两侧夹脊穴区域，最后从上向下刮拭两侧3寸宽的范围以及左肩胛区心脏体表投影区。重点刮拭督脉中的大椎穴、至阳穴和心俞穴、天宗穴。每2~4周刮拭1次，每个部位刮拭20~30下。

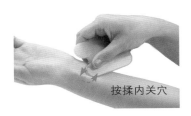

按揉内关穴

方法3：用面刮法或者是平面按揉法刮拭曲泽穴、内关穴、神门穴。每天刮拭1次。每个部位刮拭20~30下。

2. 养心阴，清心火，助睡眠

心烦、心悸、心神不安、精神委顿、睡眠不好、多梦易惊、盗汗并且常有口舌生疮、手掌心热时，表明心阴不足，心火旺。心和小肠相表里，清泻小肠之火可清心除烦，治疗心火上炎引起的口腔溃疡。刮拭以下经穴可清心火，养阴、化瘀、净血以养心安神。

刮拭方法

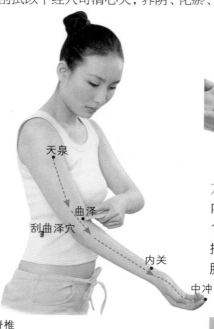

天泉
曲泽
刮曲泽穴
内关
中冲

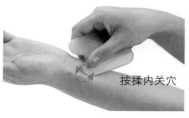

按揉内关穴

方法 3：用平面按揉法按揉内关穴、神门穴。每天按揉 1 次，每次按揉 20~30 下，按揉时应稍用力，以感到酸胀微痛为宜。

刮小肠脊椎对应区　小肠脊椎对应区

方法 2：用面刮法从上到下刮拭上肢心包经循行的部位。从天泉穴一直刮到少冲穴，对经络上的曲泽穴、内关穴、劳宫穴、中冲穴进行重点刮拭。每天刮 1 次，每次刮拭 20~30 下，对有疼痛的部位涂刮痧油重点刮拭。

方法 1：每天隔衣刮拭腰部小肠脊椎对应区（第 10 胸椎~第 3 骶椎及两侧 3 寸宽的范围）。每个部位刮拭 20~30 下。每天刮 1 次。

养心刮痧提示

　　养心重在养血益气，无论是养心阴、清心火，还是补心气，有血脉瘀滞时刮拭自然会出痧，血脉瘀滞轻则痧少，无血脉瘀滞则无痧，切记不要一味追求出痧。当刮拭无痧出现时，特别是对心气虚、心悸气短者，用轻刮法刮拭，刮拭时间缩短，避免毛孔过度开张耗散正气；对于心阴虚火旺者，只要有少量痧出现即可停止刮痧，以保护阴液。日常保健多用隔衣刮拭或穴位按揉促进血液循环、养血补益心气。

3. 补心气，气行脉畅，心自安

心悸气短、自汗、胸闷不舒、伴有体倦乏力是心气不足的典型症状，有这些症状应注意补心气，养血通脉，预防心脑血管疾病的发生。经常刮拭手足心区和以下部位，可补心气，畅通心经气血，防止心脏气机郁滞，维护心脏健康。

刮拭方法

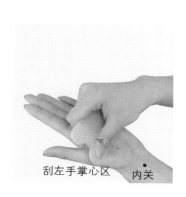

刮左手掌心区   内关

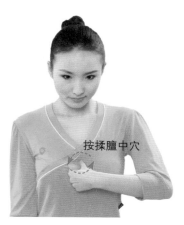

按揉膻中穴

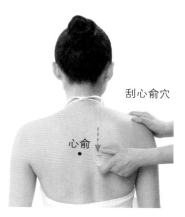

刮心俞穴

心俞

方法 1: 用推刮法刮拭左手掌、左足掌上的心脏全息穴区，每天刮拭 1 次，每次刮拭 20~30 下。

方法 2: 用面刮法隔衣从胸部的膻中穴一直刮到巨阙穴。刮完后可以用平面按揉法对膻中穴进行按揉。每天刮 1 次，每次20~30 下。

方法 3: 用面刮法从上向下刮拭背部心俞穴。用涂刮痧油刮痧法进行刮拭。每次可刮 20~30 下，每10~15 天用轻刮法刮拭1 次。

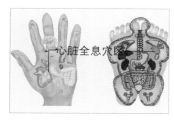

心脏全息穴区

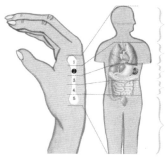

头颈
胸
上腹
下腹
下肢

第 2 掌骨心脏全息穴区

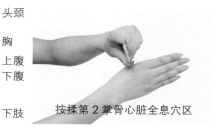

按揉第 2 掌骨心脏全息穴区

方法 4: 当心悸发作时，用垂直按揉法按揉第 2 掌骨心脏全息穴区及内关穴。每次可按揉 1~3 分钟。

4. 养心刮痧搭档

心忌喜怒无常，忌操劳过度，忌伤气耗津，忌动血、失血，忌血运不畅。养心重在调养情志，保持积极、乐观、良好的心态，适量运动，避免过劳，寒温适度。

在刮痧保健的同时，还可以选择刮痧搭档来保养心脏，每天任选 1~2 种方法即可。

具体方法

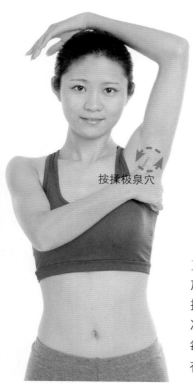

按揉极泉穴

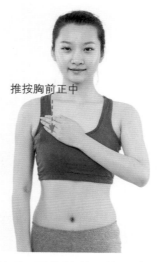

推按胸前正中

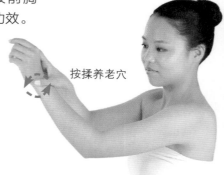

按揉气海穴

方法 3： 手掌搓热，将大鱼际放在气海穴所在处，进行顺时针按揉，每天可按揉 2~3 次，每次可按揉 20~30 下。心气不足者可每天按揉。气海穴是一个补气的穴位，对此进行按揉可以让心气充盈，心神安宁。

方法 2： 手掌擦热，将手掌根放到胸前正中，从上到下进行推按，每天可推按 2~3 次，每次可推按 20 遍，力度要适中。每 3 天 1 次即可。推按前胸有宽胸理气、养心安神功效。

方法 1： 用大拇指指尖按揉腋窝顶点极泉穴，每天可按揉 2~3 次，每次可按揉 20~30 下，长期坚持。可泻心火，改善心火旺导致的心痛、咽干烦渴等症。

按揉养老穴

方法 4： 用大拇指的指腹对养老穴进行按揉，每次揉按 20~30 下，每天可按揉 2~3 次。养老穴可以振奋阳气，若是中老年人心气不足可经常按揉，能起到养心作用。

快速自测肺脏系统健康状况

1 面色荣润、有光泽，呼吸均匀、顺畅，声音洪亮，鼻腔湿润但无流涕，皮肤光洁、润泽，大便规律，软硬适度，每日1~2次，小便顺畅。身体抵抗力强，极少感冒、咳嗽，肺脏系统功能良好。

2 脸色淡白，少光泽，过早出现皱纹。经常气短懒言，少气、不足以吸，动则益甚，神疲体倦。容易感冒、咳嗽，痰液清稀，情绪悲伤是肺气不足的表现。肺气虚者容易患鼻炎、哮喘、慢性支气管炎等疾病。

3 经常鼻腔干燥，口燥咽干，咽喉干痒、疼痛，干咳少痰，声音嘶哑，皮肤干燥，甚至瘙痒，颧红盗汗，形体消瘦为肺阴不足，阴虚火旺。肺阴虚火旺的人皮肤出现轻微痤疮，还易感冒、咳嗽、咽喉疼痛，患呼吸系统疾病。

4 涂刮痧油刮拭背部肺俞穴，胸部中府穴、膻中穴，上肢太渊穴、列缺穴，均有明显的刺痛、痧斑或结节，提示肺脏亚健康较严重，应警惕肺脏系统疾患。

5 按操作要求拍打肘窝，尺泽穴出现青紫色或暗青色直径2厘米以上的痧斑，提示肺脏有亚健康，应警惕肺脏疾患。

6 手指掌颜色偏白，少光泽，掌指不饱满、缺乏弹性，或大拇指根部变细，或五指末端指节粗大均为肺气虚。

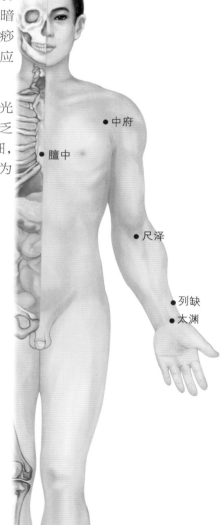

中府

膻中

尺泽

列缺

太渊

肺俞

肺脏刮痧保健

五脏中的肺是呼吸器官，中医所说肺的生理功能不仅关系到呼吸，肺还主一身之气，辅佐心脏调节气血运行，关系到人抗御外邪的能力及体力、精力是否旺盛。肺主皮毛，与大肠相表里，还会影响到皮肤的滋润荣枯与大小便是否顺畅。

肺脏通过宣发作用把水谷精微等营养物质输布于皮毛，对周身皮肤进行滋养。若是肺的宣发作用不利，则毛发憔悴枯槁，脸色苍白，无光泽，过早出现皱纹。肺气虚会经常气短、乏力，容易感冒、咳嗽，大小便失常。

中医认为肺为娇脏，因肺脏直接与外界相通，容易受邪。不管是风寒湿热外邪、污浊的空气，还是内部的痰湿、火热邪气以及其他脏腑的病变，都容易伤及肺，使肺功能失常，从而出现多痰、咳嗽、气喘、咽喉痛等问题。本书列出肺脏功能正常时、肺阴不足虚火旺时以及肺气虚时三种情况的肺脏保健方法。针对自己的健康状况选择以下方法，经常刮一刮，强壮肺脏系统的生理功能，保持肺气充足，就能预防内外邪气对肺的侵袭，维系肺脏系统健康。

刮拭部位

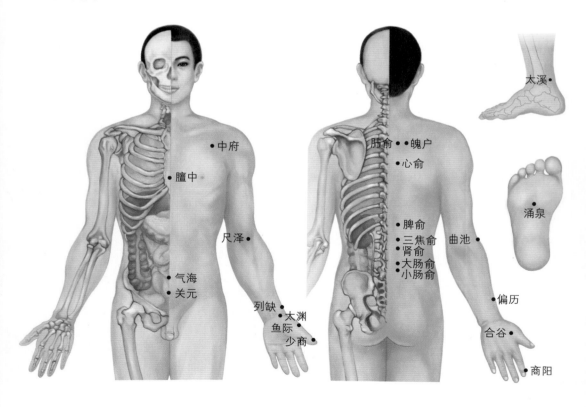

中府
膻中
尺泽
气海
关元
列缺 太渊
鱼际
少商

肺俞 魄户
心俞
脾俞
三焦俞
肾俞
大肠俞
小肠俞
曲池
偏历
合谷
商阳

太溪
涌泉

1. 养肺三法，延缓衰老，增强免疫力

肺脏、大肠、气管、鼻部、皮肤、毛孔等构成肺脏系统。与肺脏系统相关的肺经、大肠经是否气血通畅，会影响到肺脏系统的正常功能。经常有针对性地刮拭相关经脉穴区，可以强壮肺脏的生理功能，使呼吸顺畅、气足血畅，增强各脏腑的动力，增强免疫功能，预防肺脏系统疾病，延缓肺脏衰老。刮痧还对肺与大肠的健康发展趋向有早期诊断作用，如出现痧象或阳性反应，可及时发现和改善肺脏亚健康。

刮拭方法

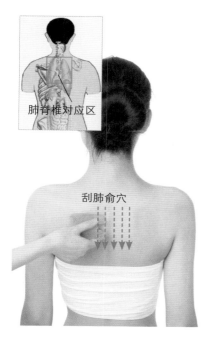

肺脊椎对应区

刮肺俞穴

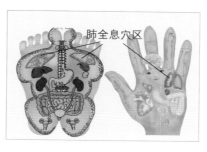

肺全息穴区

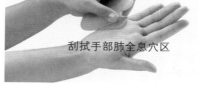

刮拭手部肺全息穴区

方法 2：用面刮法或平面按揉法刮拭手、足部肺全息穴区。每天刮拭 1 次，每次 20~30 下。

刮曲池穴

方法 1：用面刮法和双角刮法，自上而下刮拭背部以肺俞穴为中心的肺脊椎对应区（第 1~9 胸椎及两侧 3 寸宽的范围）。重点刮膀胱经的肺俞穴、魄户穴、大肠俞穴。每 2~4 周用涂刮痧油法刮拭 1 次，每次 20~30 下。

方法 3：用面刮法沿着大肠经的循行部位，从上肢的曲池穴刮到食指的商阳穴。刮拭肺经列缺穴、太渊穴，刮拭偏历穴。每天刮拭 1 次，每次 20~30 下。

2. 补益肺气，不咳嗽，呼吸好

肺主气，肺气不足，典型症状为面色苍白欠光泽，气短乏力，劳累则呼吸急促。肺气虚者易感冒、咳嗽、咽喉疼痛，容易患鼻炎、哮喘、慢性支气管炎等疾病。按照下面的刮拭方法，可以补益肺气，增强肺的生理功能，预防呼吸系统疾病发生。

刮拭方法

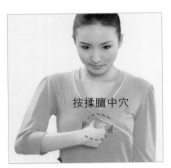

按揉膻中穴

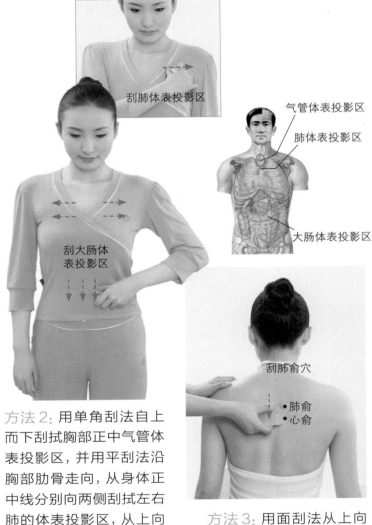

刮肺体表投影区

气管体表投影区

肺体表投影区

刮大肠体表投影区

大肠体表投影区

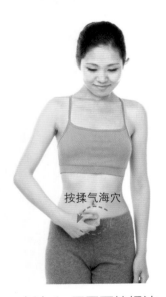

按揉气海穴

刮肺俞穴

• 肺俞
• 心俞

方法 1：用平面按揉法分别按揉胸腹部膻中穴、气海穴、关元穴，每天刮拭 1 次，每次可刮拭 20~30 下。

方法 2：用单角刮法自上而下刮拭胸部正中气管体表投影区，并用平刮法沿胸部肋骨走向，从身体正中线分别向两侧刮拭左右肺的体表投影区，从上向下刮拭肚脐周围的大肠体表投影区。用不涂刮痧油法隔衣刮拭。每天刮拭 1 次，每次刮拭 15~20 下。

方法 3：用面刮法从上向下以轻刮法刮拭肺俞穴到心俞穴。用涂刮痧油法每 2~4 周刮拭 1 次，每次 20~30 下。

3. 清肺火，津血足，容颜俏

肺津液不足，虚火旺盛，可导致肺脏系统表现出一系列以干燥火热为主的不适症状，如干咳少痰、痰液黏稠、鼻腔干燥、咽喉疼痛、皮肤干燥等。另外，肺阴虚火旺的人脸上油脂分泌不畅，容易鼻旁、眉间毛孔粗大，经常起痘，影响到容貌的美丽。可以经常刮拭肺经上的穴位及全息穴区，养肺阴清肺热可以缓解以上症状，还有美容养颜的作用。刮拭以下部位时，在有疼痛及阳性反应处用涂刮痧油法重点刮拭。

刮拭方法

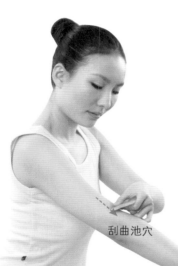

刮曲池穴

按揉少商穴

平面按揉太溪穴

方法 2：以面刮法刮拭两手掌的鱼际穴，用刮痧板的一角分别对手上的鱼际穴、少商穴、合谷穴进行按揉，每次可按揉 20~30 下。每天可按揉 1 次。

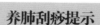
刮尺泽穴

方法 1：以面刮法沿着大肠经走向刮拭，从肘关节曲池穴刮至食指商阳穴。每天刮拭 1 次，每次 20~30 下，对有疼痛的部位涂刮痧油重点刮拭。

养肺刮痧提示

养肺刮痧保健要注意保护正气。养肺刮痧保健要根据肺脏的虚实选择刮痧手法：肺热较盛、咳吐黄痰、流黄涕的实证者，刮痧就比较容易出痧，用按压力大的重刮法刮拭，宣泄热邪可使呼吸顺畅。若是肺气虚，则不容易出痧。肺气不足或津液不足的虚证，则要用轻刮法缓慢刮痧，少量出痧即停止刮拭。尤其是中老年人若是有胸闷、心慌、气短症状者，更要慢刮、轻刮，以防耗损正气。

方法 3：以面刮法刮拭尺泽穴，平面按揉太溪穴、涌泉穴，每天刮拭 1 次，每次 20~30 下。有滋阴去火功效，对于肺阴不足，虚火旺盛导致的嗓子干痛、干咳无痰、口鼻干燥、潮热盗汗、手足心热、面部痤疮均有一定的调理作用。

4. 养肺刮痧搭档

　　肺怕污浊的空气，怕烟熏，怕燥，怕寒，怕忧伤，怕过度劳累耗气。养肺要适量运动。在空气清新的地方常做深呼吸，呼出浊气，扩大肺活量，还要避免过劳、多话伤津耗气。养肺还需防寒保暖，并加强耐寒锻炼。

　　在刮痧保健的同时，还可以选配以下刮痧搭档来保养肺脏，每天任选1~2种方法即可。

具体方法

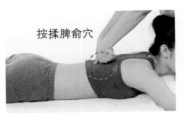

按揉脾俞穴

方法3： 被按摩者取俯卧位，按摩者用大拇指分别对肺俞穴、肾俞穴、脾俞穴进行按揉，每个穴位按揉20~30下。每天按揉1次，有调补肺气功效。

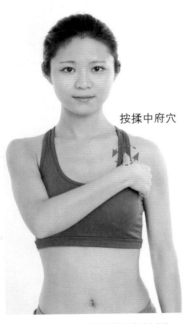

按揉中府穴

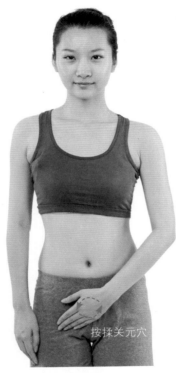

按揉关元穴

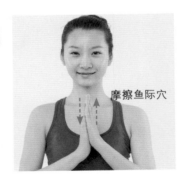

摩擦鱼际穴

方法1： 用拇指指腹按揉中府穴，每天按揉1次，每次可按揉20~30下。中府穴是肺经的起始穴，对此穴位进行按揉能起到激发肺气、增强肺脏调节机能、补气平喘作用。

方法2： 将手掌根部放到关元穴所在处，力度适中，反复进行按揉，每天按揉1次，每次可按揉20~30下。关元穴具有培补元气、强壮身体的作用。

方法4： 将两手掌的鱼际穴相对，相互摩擦或者是敲打均可，中老年人可经常对鱼际穴进行刺激。鱼际穴具有清热的作用，对于肺火大导致的咽喉疼痛有一定疗效。

快速自测肝脏健康状况

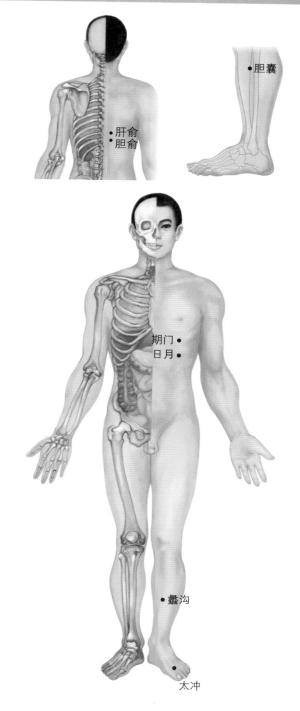

1 面色荣润，皮肤洁净，无斑无痘，有光泽。眼睛明亮有神，视力正常，泪液收放自如。消化吸收能力好。各关节运动灵活、柔韧性好。指甲色泽正常、平滑、光洁，有一定弧度，坚硬而不失柔韧。情绪自控能力强，表明肝脏系统功能良好。

2 脸色发青，少光泽，出现饱满的眼袋、黄褐斑或痤疮。关节灵活度下降，僵硬。经常两胁胀痛，食欲下降，食后腹胀，厌油腻，眼疲劳，黑眼球浑浊，视力下降，泪液自溢，体形肥胖或腹部肥满，指甲过于柔软、不平滑，有横、竖纵纹凸起，容易郁闷不舒，女性乳房胀痛、月经不调是肝气虚，或肝郁气滞的表现。肝气虚、肝郁气滞者容易患消化不良、肝胆疾病、乳腺疾病及妇科疾病。

3 眼睛经常干涩，头昏脑涨，口苦咽干，急躁易怒，情绪失控，胸胁胀痛，指甲硬脆易裂为肝阴不足，肝阳上亢或肝血虚。肝阴虚或肝郁气滞的人容易皮肤出现痤疮或黄褐斑，易患肝胆疾病、高血压、高脂血症、糖尿病等代谢性疾病，内分泌失调，妇科疾患等。

4 涂刮痧油刮拭背部肝俞穴、胆俞穴，腹部期门穴、日月穴，下肢太冲穴、蠡沟穴、胆囊穴，均有明显的刺痛、痧斑或结节，提示肝脏亚健康较严重，应警惕肝脏系统疾患。

5 手指掌颜色偏黄，少光泽，中指、无名指根部变细，或小鱼际处发红，为肝胆气虚或肝郁气滞的表现。

肝脏刮痧保健

现代医学认为，肝脏是人体最大的消化腺，是新陈代谢的枢纽，有解毒，调节血量分配、血糖、血脂、蛋白质和平衡激素的作用。中医认为肝主疏泄和藏血。肝脏调畅全身的气机，是气机升降出入的枢纽，调节血量的重要器官。肝的这种疏泄功能保障气血津液的化生、输布①和正常循行，影响心情的舒畅程度，关系五脏的功能活动是否正常。中西医用不同的理论都说明肝脏对全身的重要性。如果肝主疏泄功能失调，藏血不足，则气血津液循行不畅，经络不通利，气血瘀滞，脏腑失调，情志不舒等，就会出现诸多的健康问题。

如情绪急躁或郁闷不舒，日久反过来也会影响肝脏功能，身体会出现两胁胀痛、胸闷、腹胀、腹痛、水肿、眼目干涩、视力减退，女性会乳房胀痛、月经不调，

男性会有阳痿、早泄等问题。此外，也会影响到肝脏对血液的净化作用，影响血液的质量和皮肤的清洁，导致血脂增高，面部痤疮、黄褐斑，肝脏亚健康或者是患上肝炎、脂肪肝、胆囊疾患等。

长期的急躁、抑郁、劳累，不良的生活习惯都会过度消耗肝的气血，导致肝脏亚健康或者是出现肝脏病变。本书列出肝脏功能正常时、肝阴不足虚火旺时以及肝气虚时三种情况的肝脏保健方法。针对自己的健康状况选择以下方法，经常刮一刮，滋阴养血，疏肝行气，增强肝胆的疏泄、藏血功能，推动气血运行，防止气滞血瘀，有利于肝脏排毒解毒，为肝脏减负，改善肝胆的亚健康症状。

刮拭部位

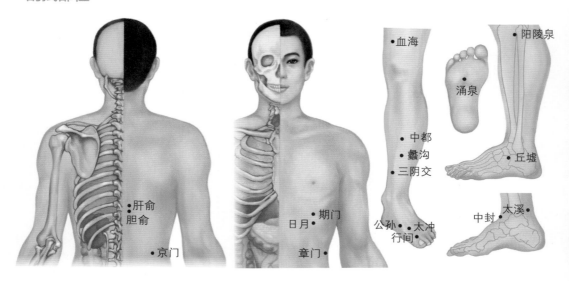

注①：输布，即输送、分布。

1. 养肝三法，保肝护肝，远离肝病困扰

肝胆、气机、血液、眼目、筋腱韧带、指甲等构成肝脏系统。与肝脏系统相关的肝经、胆经是否气血通畅，会影响到肝脏系统的正常功能。经常用以下方法有针对性地进行养肝刮痧，不仅能养肝血、护肝阴，还有助于舒畅情绪，不急不躁，促进消化功能，排毒解毒，改善睡眠，有利于肌腱韧带健康，使运动灵活，爪甲坚韧，眼睛明亮，缓解眼疲劳，增强肝脏的自调机能和康复能力，预防肝胆疾病、筋骨疼痛、视力减退等。刮痧还对肝胆的健康发展趋向有早期诊断作用，如出现痧象或阳性反应，可及时发现和改善肝胆亚健康。

刮拭方法

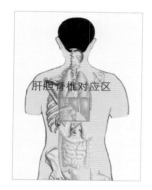

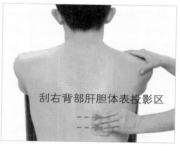

刮右背部肝胆体表投影区

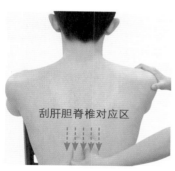

刮肝胆脊椎对应区

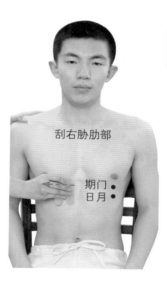

刮右胁肋部

期门
日月

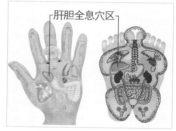

肝胆全息穴区

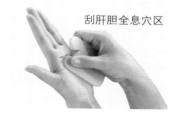

刮肝胆全息穴区

方法 1：用面刮法和双角刮法自上而下刮拭背部肝胆脊椎对应区（第 5~10 胸椎及两侧 3 寸宽的范围），重点刮拭肝俞穴、胆俞穴。每2~4 周用涂刮痧油法刮拭1 次，每次 20~30 下。

方法 2：用平刮法从内向外沿肋骨走向刮拭右胁肋部和右背部肝胆体表投影区。从上向下刮拭期门穴、日月穴。每天刮拭 1 次，每次 15~20 下。

方法 3：用推刮法刮拭手掌和足底肝胆全息穴区。每天刮拭 1 次，每次20~30 下。

2. 疏肝理气，郁闷烦躁才会少

两肋疼痛、胸闷不舒、乳房胀痛、腹胀嗳气，或没有缘由地心中经常闷闷不乐，这是肝气郁结的典型症状。刮痧疏肝理气，调畅气机，可以维护肝主疏泄的生理功能，使心情舒畅，可有效预防气滞血瘀，对于女性来说有助于调经，预防乳腺疾病，改善内分泌失调，缓解更年期不适症，美容养颜，延缓衰老。刮痧疏肝，还有助于健脾和胃，利湿化痰，预防三高症（高血压、高脂血、高血糖），促进睡眠，预防神经衰弱。

刮拭方法

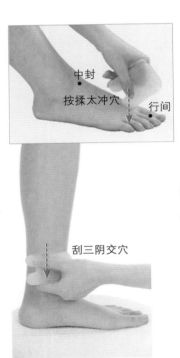

中封
按揉太冲穴
行间

刮三阴交穴

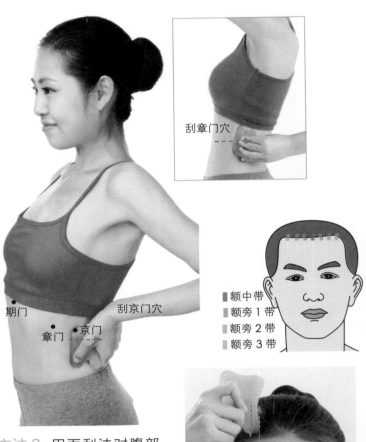

刮章门穴

期门
章门 京门
刮京门穴

额中带
额旁1带
额旁2带
额旁3带

方法 1：用垂直按揉法按揉脚部肝经上的中封穴、太冲穴、行间穴。用面刮法刮拭三阴交穴。每天 1 次，每次20~30 下。

方法 2：用面刮法对腹部的期门穴、章门穴、京门穴进行刮拭，用涂刮痧油法每周刮拭 1 次。每次刮拭20~30 下。

方法 3：用厉刮法刮头部额旁 2 带，每周刮拭 2 次，每次刮 10~15 下。

3. 滋肝阴，祛肝火，远离暴脾气

　　肝阴不足、肝血虚者容易阴虚阳亢，肝火盛，则有烦躁不安、性急易怒、头晕目眩、眼目干涩、视力减退、胁肋胀痛、脘腹胀闷、口苦咽干、小便短赤、大便燥结等症状。另外肝阴虚火旺的人普遍形体比较消瘦。中老年人容易出现眩晕、耳鸣、耳聋、失眠、眼花、筋骨屈伸不灵活，或患高脂血症、高血压、糖尿病等疾病都与肝阴虚、肝血不足有一定关系。经常刮一刮，能养肝血，滋肝阴，清除内热，预防肝脏系统的各种病变，也有助于延缓衰老、延年益寿。

刮拭方法

方法 1： 用平刮法刮拭胸胁部期门穴、日月穴，每周用涂刮痧油法刮拭1次，每次20~30下。

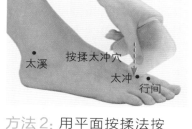

方法 2： 用平面按揉法按揉太溪穴、足部的涌泉穴，用垂直按揉法按揉太冲穴、行间穴。每天按揉1次，每次按揉20~30下。

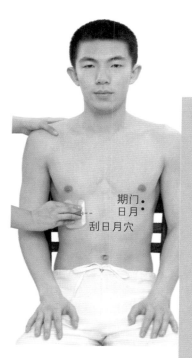

刮日月穴

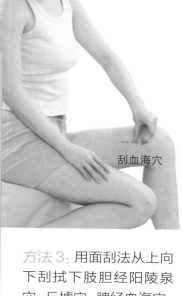

刮血海穴

养肝刮痧提示

　　肝功能不全者如肝硬化、肝癌患者，肝脏解毒功能差者不宜刮痧。身体虚弱的人要适当减少刮痧次数，用涂刮痧油法刮拭，建议每2周刮1次即可。不要刻意追求出痧，痧斑未退之前，不宜在原处进行再次刮拭出痧。对肝气虚者用轻刮法刮拭，刮拭时间缩短，避免毛孔过度开张耗散正气；对于肝阴虚火旺者，只要有少量痧出现即可停止刮痧，以保护阴液。肝火比较大，气滞血瘀明显者，可用重刮法刮拭肝胆体表投影区和脚上的疏肝清热泻火穴位。

方法 3： 用面刮法从上向下刮拭下肢胆经阳陵泉穴、丘墟穴，脾经血海穴、三阴交穴。每周用涂刮痧油法刮拭1次，每次刮拭20~30下。

4. 养肝刮痧搭档

肝喜疏泄、调达，肝怕抑郁、恼怒、药伤、酒精伤害、睡眠不足、用眼过度。肝脏保健首先忌怒防郁，避免酒精和药物伤害。保持精神愉悦、睡眠充足，饮食上应限酒，多摄入营养丰富、富含膳食纤维而脂肪少的食物。在刮痧保健的同时，还可以选配以下刮痧搭档来保养肝脏，每天任选 1~2 种方法即可。

具体方法

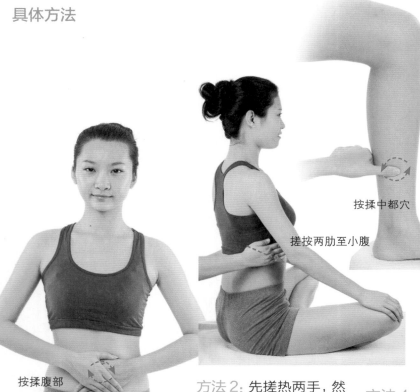

方法 3：用大拇指的指腹对中都穴进行反复按揉，每次按揉 3~5 分钟即可，每天可按揉 1~2 次。中都穴是足厥阴肝经上的穴位，有疏肝理气，调经通络的功效，是理气的一个要穴。

按揉中都穴

搓按两肋至小腹

按揉腹部

方法 2：先搓热两手，然后将手掌心贴在两肋上，从腋下开始搓到小腹两侧，动作不快不慢，力度适中，每次可来回搓按 36 次，每天 1 次。搓两肋有助于顺气，气顺了，自然心情舒畅。

方法 1：两手掌摩擦至热，重叠放在腹部，围绕肚脐顺时针进行按揉，力度要适中，每次可按揉 50 下，每天 1 次，长期坚持。有疏肝理气，健脾和胃的功效。

方法 4：用大拇指的指腹对蠡沟穴进行反复点按，每次可点按 30~50 下，每天可点按 1 次。蠡沟穴有疏肝理气的功效，女性经常对此穴位进行刺激还有助于调经。

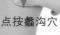

点按蠡沟穴

快速自测脾脏健康状况

1 面色荣润、有光泽，肌肤紧致，食欲旺盛，消化吸收好，形体适中，肌肉丰满、有力量、弹性好，口唇饱满、红润，唇纹清晰，善于思考而不思虑过度，表明脾脏系统功能良好。

2 脸色萎黄，少光泽，肌肤松懈下垂，眼袋、皱纹早出现，经常眼睑浮肿。四肢倦怠，口中无味或泛甜，食欲不振，食后腹胀，排便无力或腹泻，肌肉松软，体形肥胖，睡眠时口水自溢、目露白睛，口唇色淡或暗无光泽，女性月经不调、经量多、经期长、白带多而清稀是脾气虚的表现。脾气虚者容易患消化不良、内脏下垂、高脂血症、肥胖和妇科疾病。

3 面部出现黄褐斑，经常饥而不欲食，口燥咽干或痰多而黏，大便干而臭或黏滞不爽，经常牙龈肿痛，口腔黏膜溃疡，口臭，口唇色红或干裂，体形瘦弱，多思善虑易失眠，为脾胃阴虚、阴虚火旺或脾胃有湿热。易患消化不良、脾胃病、糖尿病等疾患。

4 涂刮痧油刮拭背部脾俞穴、胃俞穴，腹部章门穴、中脘穴，下肢丰隆穴、公孙穴、太白穴，均有明显的刺痛、痧斑或结节，提示脾脏系统亚健康较严重，应警惕脾脏系统疾患。

5 手指掌颜色偏青暗，有血管青筋显露，少光泽，大鱼际不饱满、弹性差，食指弯曲为脾气虚的表现。

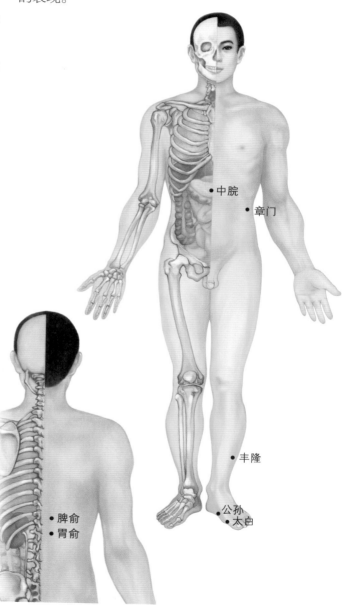

中脘
章门
丰隆
公孙
太白

脾俞
胃俞

脾胃刮痧保健

脾胃化生气血，滋养全身，故脾胃为后天之本。脾主肌肉，脾胃好则肌肉丰满，浑身有力气。脾胃运化功能障碍，必会导致身体消瘦，软弱无力或赘肉多、形体虚胖。脾在志为思，脾胃生理功能正常，能够正常思考问题，若是脾胃状况不佳，则会出现不思饮食、脘腹胀闷、头晕目眩、倦怠无力、思虑过度等症。脾能运化水湿，脾胃失常，水湿内行，则生痰饮、膏脂，导致高脂血症，甚至是诱发心脑血管疾病。脾开窍于口，其华在唇，脾功能欠佳则唇色发暗、无光泽，肌肤松懈影响到容貌的美丽，加速衰老。

正因为脾胃的重要性，所以在日常生活中要注意对脾胃进行呵护。暴饮暴食、过食肥甘、生冷，饮食不节制，多思过虑，少动多卧都易损伤脾胃。当出现了食少、呕吐、恶心、脘腹胀闷，以及肥胖、痰多、水肿等问题更要引起足够重视，这些都是脾胃生理功能虚衰的症状表现。本书列出脾胃功能正常时、脾胃阴虚火旺时以及脾胃气虚时三种情况的脾胃保健方法。针对自己的健康状况选择以下方法，经常刮一刮，滋阴健脾，强壮后天之本，补充气血，预防消化系统疾患，有效延缓脾胃衰老。

刮拭部位

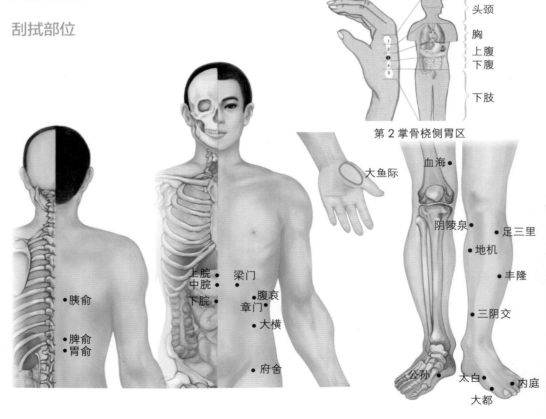

头颈
胸
上腹
下腹
下肢
第 2 掌骨桡侧胃区

大鱼际

血海
阴陵泉　　足三里
　地机
　丰隆
　三阴交
公孙　太白　内庭
　大都

胰俞
脾俞
胃俞

上脘　梁门
中脘
下脘　腹哀
　　章门
　　大横
　　府舍

1. 养脾三法，气血足，体力好

脾脏与胃、肌肉、四肢、口唇等构成脾脏系统。与脾脏系统相关的脾经、胃经是否气血通畅，会影响到脾脏系统的正常功能。对于中老年人来说，随着年纪的增长，脾胃日渐虚弱，人过中年，脸色暗淡，皱纹增多，肌肤开始松懈，腰围增加，腹部逐渐凸显，身体乏力，这都与脾胃气虚有密切关系。养脾刮痧保健，养护脾胃，强健化生气血的功能，增进食欲，大便顺畅，气血足，美容，强健肌肉，增强体力，延缓衰老。刮痧还对脾胃的健康发展趋向有早期诊断作用，如出现痧象或阳性反应，可及时发现和改善脾胃的亚健康。

刮拭方法

方法 1：用面刮法和双角刮法自上而下刮拭背部脾脊椎对应区（第 10 胸椎～第 1 腰椎及两侧 3 寸宽的范围）、胰腺脊椎对应区（第 8 胸椎～第 2 腰椎及两侧 3 寸宽的范围）。重点用面刮法从上向下刮拭背部胰俞穴、脾俞穴、胃俞穴。每 2~4 周用涂刮痧油法刮拭 1 次，每次刮拭 20~30 下。

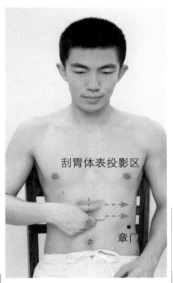

刮胃体表投影区

章门

方法 2：用平刮法从内向外沿肋骨走向刮拭左胁肋部，左背部脾、胰腺体表投影区，并用面刮法从上向下刮拭胃体表投影区，重点刮拭任脉中脘穴、肝经章门穴。每周刮拭 1 次，每次刮拭 20~30 下。

刮阴陵泉穴

刮足三里穴

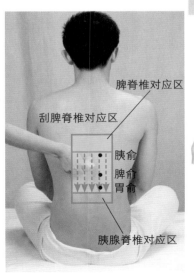

刮脾脊椎对应区

脾脊椎对应区

胰俞
脾俞
胃俞

胰腺脊椎对应区

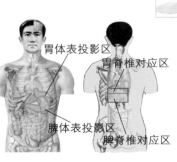

胃体表投影区

胃脊椎对应区

脾体表投影区

脾脊椎对应区

方法 3：用面刮法或用平面按揉法刮拭下肢足三里穴、阴陵泉穴。用推刮法刮拭手掌大鱼际和足部脾胃、大小肠全息穴区。每天刮拭 1 次，每次刮拭 20~30 下。

2. 益气健脾，应对痰湿水肿不速客

脾主运化水湿，即脾胃主管水液代谢和食物的消化吸收。脾胃气虚，不能有效运化水湿和饮食的代谢产物，多余的水分不能及时排出体外，留置体内会变为湿邪、痰、饮等病理产物，甚则导致水肿。这些病理产物又会进一步伤害脾胃功能，形成恶性循环，导致面黄肌瘦、食欲不振、腹胀、胃痛、呕吐、腹泻或便秘、水肿等症状。刮痧保健健脾益气，利湿化痰，可截断恶性循环，预防和改善上述症状。

刮拭方法

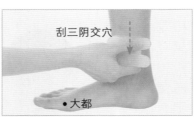

刮三阴交穴

大都

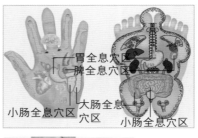

胃全息穴区
脾全息穴区
小肠全息穴区
大肠全息穴区
小肠全息穴区

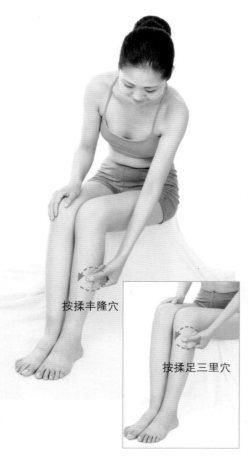

按揉丰隆穴

按揉足三里穴

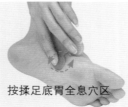

按揉足底胃全息穴区

方法 3：用面刮法沿着下肢脾经血海穴向下刮，一直刮到大都穴。重点刮拭阴陵泉穴、地机穴、三阴交穴、公孙穴。

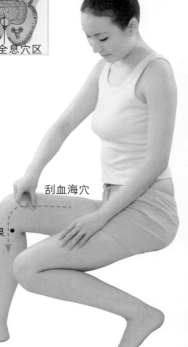

刮血海穴

阴陵泉

方法 2：用面刮法或用平面按揉法刮拭手掌和足底部脾、胃、大小肠的全息穴区。每天刮拭 1 次，每次刮拭 20~30 下。

方法 1：用平面按揉法按揉足三里穴、丰隆穴，每天 1 次，每次按揉 20~30 下。

3. 滋脾阴，食欲好，肌肉强健

脾胃对食物有消化和吸收作用。正是在脾胃的这一生理功能作用下，气血才能源源不断地得以化生，滋养各脏腑器官。若是脾阴不足，对食物的消化、水谷精微的运送功能下降，必将导致身体虚弱。

脾阴不足的典型症状为皮肤干燥，肌肉消瘦、无力，手足心热，口干不欲饮，渴喜冷饮，口腔溃疡，烦闷，饥不思食，胃痛干呕，便秘。刮痧保健法滋阴补脾，可以预防和改善脾阴虚导致的各种身心不适症状，使食欲好转，肌肉强健，还对脾胃的健康发展趋向有早期诊断作用。

刮拭方法

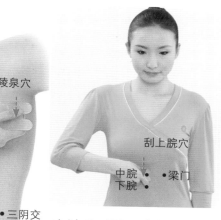

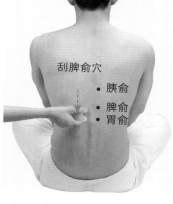

方法 1：沿着经脉的循行部位，以面刮法从上而下刮拭阴陵泉穴、足三里穴、三阴交穴。再用垂直按揉法按揉内庭穴。每天刮拭 1 次，每次 5~10 分钟。

刮阴陵泉穴

● 三阴交

● 内庭

刮上脘穴

中脘
下脘
● 梁门

刮脾俞穴

● 胰俞
● 脾俞
● 胃俞

方法 2：用面刮法从上向下刮拭腹部上脘穴、中脘穴、下脘穴、梁门穴。隔衣每天刮拭 1 次，每次刮 20~30 下。

方法 3：用面刮法从上向下以轻刮法刮拭背部胰俞穴、脾俞穴、胃俞穴。每 2 周刮拭 1 次，每次刮拭 20~30 下。

养脾刮痧提示

用刮痧来养护脾胃，需分清虚实。对于食欲旺盛饮食过量，易便秘、腹胀者，宜用按压力大的重刮法刮拭。而面色发黄欠光泽，脾胃虚弱，食欲欠佳，易腹泻者，适合用补法刮拭。刮拭的时间不可过长，宜在重点穴位按揉。对于脾阴虚者，只要有少量痧出现即可停止刮痧，以保护阴液。日常保健多用隔衣刮拭或穴位按揉促进血液循环、健脾养胃。

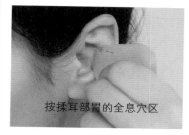

按揉耳部胃的全息穴区

方法 4：有胃脘不适症状时，用刮痧板的角部垂直按揉耳部胃的全息穴区，第 2 掌骨桡侧胃的全息穴区，仔细寻找疼痛点，重点按揉。每次可按揉 1~3 分钟，每天按揉 1 次。

4. 健脾刮痧搭档

脾胃保健三分调，七分养。脾胃怕暴饮暴食，怕生冷油腻，怕饮食不洁，怕思虑过度，怕寒湿阴冷。脾胃保健重在饮食起居，要注意脾胃保暖，饮食有节，避免过食生冷、油腻、辛辣，应加强体育锻炼。

在刮痧保健的同时，还可以选配以下刮痧搭档来保养脾胃，每天任选 1~2 种方法即可。

具体方法

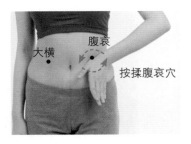

按揉腹哀穴

方法 1：用手掌的根部分别对脾经上的大横、腹哀两个穴位进行按揉。有理气止痛功效，对于脾胃不和导致的绕脐痛、腹痛有效，同时也有助于促进消化。

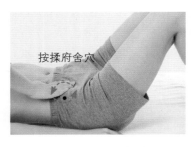

按揉府舍穴

方法 2：双手摩擦生热，将单手掌放在府舍穴所在处，手掌固定不动，反复进行按揉。每次可按揉 20~30 下，可每天按揉 1 次。有健脾消满、理中和胃功效。

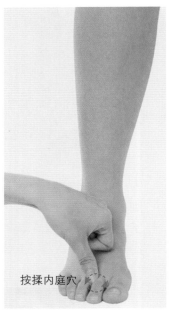

按揉内庭穴

方法 3：将大拇指的指腹放在内庭穴上，用力进行按揉，每次可按揉 1~3 分钟，每天坚持按摩。此穴祛胃火，对于胃火大引起的牙痛、咽喉痛、鼻出血、口臭、胃酸、便秘均有效。

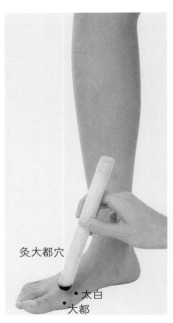

灸大都穴
太白
大都

方法 4：将艾条点燃，对准太白穴、大都穴进行艾灸，灸大约 30 分钟即可。太白穴能补充脾经经气的不足，增强脾胃的运化功能，从而起到健脾除湿的作用。

快速自测肾脏健康状况

1 面色荣润、有光泽，头发乌黑浓密，牙齿洁白有光泽，耳朵皮肤红润，耳垂、耳轮饱满，无丘疹、隆起、凹陷、变色及脱屑，精力旺盛，身体健壮，骨骼强健有力，二便正常，入睡快，睡眠质量高，患病少，康复快，意志力强，肾脏系统功能良好。

2 脸色晦暗，出现黄褐斑、黑眼圈，少光泽，腰膝酸软，精神不振，头昏耳鸣，畏寒，手足发凉，额头及下颌皱纹早出现。四肢倦怠，五更泻，小便频数，夜尿多，男子阳痿、早泄，女子月经不调、白带多而清稀、小腹冷痛、宫寒，胆怯、易惊恐是肾气虚和肾阳虚的表现。肾虚者衰老速度过快，抗病能力下降，患病康复速度慢，易患呼吸系统疾病、脑血管疾病、骨关节疾病、泌尿生殖器官疾病。

3 面部颧红，牙齿浮动，咽干，牙龈红肿，头发干枯、分叉，脱发，眩晕耳鸣，健忘失眠，五心烦热、盗汗，形体消瘦，尿频、急、疼痛，男子遗精，女子崩漏、闭经，

易焦虑、恐惧为肾阴虚。易患神经衰弱、心脑血管疾病、泌尿生殖器官等疾患。

4 涂刮痧油刮拭背部肾俞穴、膀胱俞穴，侧腰京门穴，腹部中极穴，下肢太溪穴、大钟穴，均有明显的刺痛、痧斑或结节，提示肾脏系统亚健康较严重，应警惕肾脏系统疾患。

5 手指掌颜色偏晦暗，少光泽，小鱼际不饱满、弹性差，小指短而弯曲为肾气虚的表现。

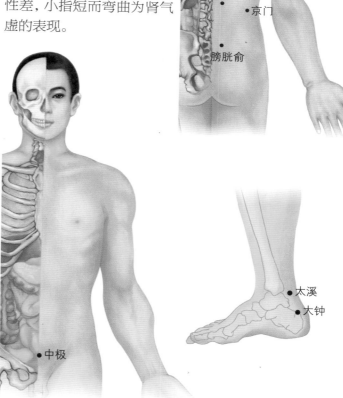

肾俞
京门
膀胱俞
太溪
大钟
中极

肾脏刮痧保健

中医认为，肾主生长发育和生殖，肾主骨生髓，主水液代谢。由于肾藏有先天之精，为脏腑阴阳之本，生命之源，故称其为"先天之本"。肾脏功能包括了生殖系统，部分内分泌、呼吸、神经、免疫、运动等系统的功能。肾气的盛衰决定生长发育、衰老的整个生命活动过程。精力充沛，头发乌黑浓密，牙齿坚固，骨骼强壮，形体健美，性功能良好，极少患病，即使患病康复也快是肾气充足的表现。小儿生长发育缓慢，中年人早生白发，精力减退，牙齿脱落，腰酸膝软，月经不调，阳痿早泄，尿频水肿，头晕目眩，抗病能力下降，衰老过快等都是肾虚的表现。

本书列出平时补益肾气、肾阴不足虚火旺时以及肾阳虚时三种情况的肾脏保健方法。针对自己的健康状况选择以下方法，经常刮一刮，调畅气血，可养肾益精，增强肾功能，促进青少年生长发育，使其聪颖健康；可使中老年阴阳平衡，筋骨强壮，延缓衰老脚步，是提高生命质量的好方法。

刮拭部位

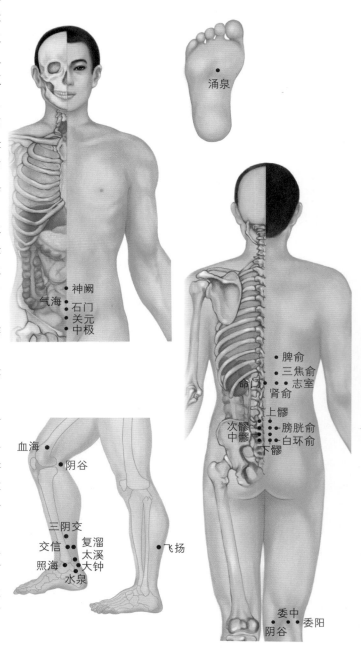

涌泉

神阙
气海 石门
关元
中极

脾俞
三焦俞
命门 志室
肾俞
上髎
次髎 膀胱俞
中髎 白环俞
下髎

血海
阴谷

三阴交
交信 复溜
太溪
照海 大钟
水泉

飞扬

委中
委阳
阴谷

1. 养肾三法，强身壮骨，益寿防病

肾脏、膀胱、骨骼、脑髓、生殖器官、牙齿、头发、耳朵等构成肾脏系统。与肾脏系统相关的肾经、膀胱经是否气血通畅，会影响到肾脏系统的正常功能。中医对肾的保健，强调要通过饮食补肾，运动强肾，少劳安肾。尽管如此，受不良生活方式、饮食污染、竞争带来的精神压力过大、体力透支等因素影响，肾的衰老在加快，越来越多的人被肾虚所困扰。可以应用以下三种刮痧法帮助补肾益精，强筋壮骨，进行肾脏保健。刮痧还对肾脏的健康发展趋向有早期诊断作用，如出现痧象或阳性反应，可及时发现和改善肾脏的亚健康。

刮拭方法

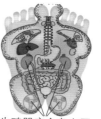

生殖器官全息穴区　第3掌骨腰全息穴区

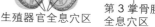

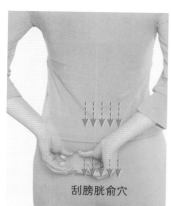

刮膀胱俞穴

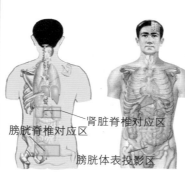

肾脏脊椎对应区
膀胱脊椎对应区
膀胱体表投影区

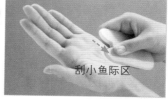

刮小鱼际区

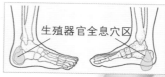

生殖器官全息穴区

方法1：用面刮法和双角刮法自上而下刮拭腰部肾脏脊椎对应区（第11胸椎～第3腰椎及两侧3寸宽的范围）和腰骶部膀胱脊椎对应区（第2~4骶椎及两侧3寸宽的范围）。重点刮拭督脉命门穴，膀胱经三焦俞穴、肾俞穴、志室穴、膀胱俞穴。用涂刮痧油法进行刮拭，每2~4周刮拭1次，每次可刮拭20~30下。也可以用隔衣法每天刮拭。

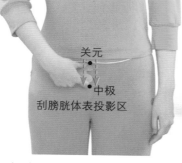

关元
中极
刮膀胱体表投影区

方法2：用面刮法从上向下刮拭小腹部膀胱体表投影区，重点刮拭任脉关元穴、中极穴。每次可刮拭20~30下，每天隔衣刮拭1次。

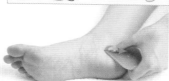

刮足内侧生殖器官全息穴区

方法3：用推刮法刮拭足部的腰全息穴区、足跟部、足跟内外侧生殖器官全息穴区、第3掌骨的腰全息穴区。用面刮法刮拭手掌的小鱼际区。

2. 补肾阳，手脚不寒凉

肾阳也就是肾的命门之火，对身体有温煦作用，维持内环境恒定的体温，为各脏腑提供动力。一旦肾阳不足，则会出现畏寒怕冷、手脚冰凉、腰膝酸软、头晕耳鸣、各脏腑功能下降的症状。肾阳不足的人抗御寒邪能力下降，易感受外邪，易患骨质疏松症、颈肩腰腿痛等骨关节疾病以及小腿抽筋、月经不调、痛经、阳痿早泄。肾阳不足，则身体虚弱，体弱多病。刮痧保健促进血液循环，营养肾脏，护卫肾阳，增强身体的免疫调节功能，预防疾病的产生。

刮拭方法

刮气海穴
气海　石门
关元

方法 1：用面刮法隔衣从神阙穴往下刮，可以分段进行刮拭，先从神阙穴往下刮到石门穴，再从石门穴刮到中极穴。重点刮拭神阙穴、气海穴、关元穴。每天刮拭 1 次，每次各穴刮20~30 下。

脾俞
刮肾俞穴
肾俞

方法 2：肾阳虚引起的畏寒、腰膝酸软，每天用面刮法从上向下隔衣刮拭背部命门穴，双侧脾俞穴、肾俞穴。每次刮 30~50 下。发现疼痛等阳性反应部位时，用涂刮痧油法以轻刮法刮拭。

刮下髎穴
白环俞

方法 3：肾阳虚所致的遗精、尿频、月经不调、痛经、腰骶痛、小腹痛可用面刮法对白环俞穴进行刮拭，从上到下刮拭膀胱经上的上髎穴、次髎穴、中髎穴、下髎穴。每周用涂刮痧油法刮拭 1 次，每次刮20~30 下。

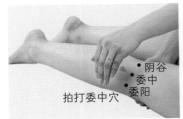

阴谷
委中
委阳
拍打委中穴

方法 4：每 3~6 个月按拍打法的操作要求拍打膝窝委中穴、委阳穴、阴谷穴。

3. 滋肾阴，延缓衰老又养颜

肾阴是指肾本脏的阴液，包括肾脏所藏之精，是人体生长发育及各种功能活动的物质基础，对全身具有滋养作用。一旦肾阴不足，各脏腑缺乏后续营养的储备，阴阳失衡出现阴虚火旺，会引发五心烦热、口燥咽干、肌肤干燥、皮肤瘙痒、头晕、健忘、失眠、多梦、耳鸣、腰膝酸软、骨蒸潮热、形体消瘦、发落齿摇等各种疾患。对于中老年人来说，肾阴不足，虚火灼津，容易诱发冠心病、高脂血症、高血压、中风等心脑血管疾病。刮痧保健对出现肾阴虚早期征兆者，可滋阴养肾，促使阴阳平衡，促进健康，还可滋润肌肤，延缓衰老。

刮拭方法

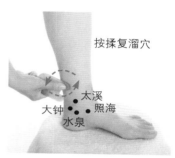

方法 3：用平面按揉法按揉复溜穴、照海穴、太溪穴、大钟穴、水泉穴。每天 1 次，每次各 20~30 下。

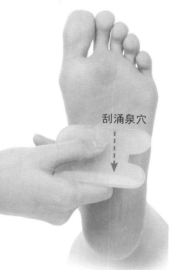

方法 1：沿着经脉的循行部位，以面刮法从上向下刮拭委中穴、飞扬穴、交信穴、大钟穴、涌泉穴。每天刮拭 1次，每次刮 20~30 下。

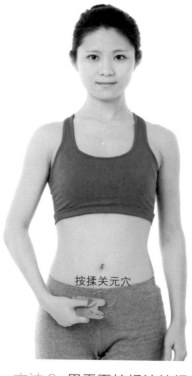

方法 2：用平面按揉法按揉下腹部关元穴，每天 1 次，每次 30~50 下。

养肾刮痧提示

养肾刮痧适合用补法刮痧。可以以隔衣刮拭的刮痧保健为主，忌用重刮法长时间刮拭，会宣泄身体里面的阳气，导致体虚。对于肾阴虚火旺者，只要有少量痧出现即可停止刮痧，以保护阴液。日常保健多用隔衣刮拭或穴位按揉促进血液循环、补肾益精。刮拭以上身体各部位时，注意寻找疼痛、结节等阳性反应，在这些部位可用涂刮痧油法重点刮拭，保健效果更好。

4. 补肾刮痧搭档

肾脏怕受寒，怕纵欲伤精，怕药伤，怕过劳透支体力，怕惊恐过度。补肾首先需运动养生，强壮筋骨，避免过劳，保暖避寒，节欲保精。

在刮痧保健的同时，还可以选配以下刮痧搭档来保养肾脏。

具体方法

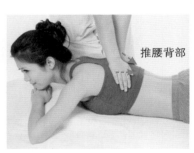

推腰背部

方法 1：将双手搓热后，用手掌自上而下平推腰背部20~30次，以温热为度，每日按摩 1 次，按摩 10 次为 1 个疗程。中医认为"腰为肾之府"，腰好肾就好，为此平时可以经常推腰背以养肾。

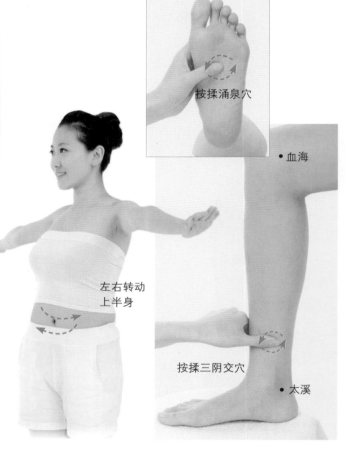

按揉涌泉穴

• 血海

左右转动上半身

按揉三阴交穴

• 太溪

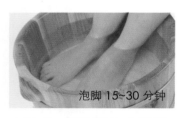

泡脚 15~30 分钟

方法 2：用热淡盐水浸泡双脚。热水以自己能适应为度，加少许食盐，每日临睡觉前浸泡 15~30 分钟，有滋阴补肾作用。肾阴是全身阴液之本，肾阴不虚，则肌肤必然水嫩。

方法 3：取站姿，全身放松，手臂下垂。两脚分开与肩同宽，两手臂侧平举，以腰为轴，慢慢向左转动上半身，转身时吸气，再向右转呼气。一共做 10 次。可减轻腰痛感，提高腰部力量，舒畅气血，强肾。

方法 4：将大拇指放在太溪穴、涌泉穴、三阴交穴、血海穴所在处，对其进行按揉，每次按揉 5~10 分钟，有滋肾阴、除虚热功效。

性刮痧保健

性功能活动是生命繁衍的自然生理活动。性功能保健，中医称为"房事养生"。生殖器官的健康是性活动的基础。中医认为，人的生育功能、性功能活动正常与否，肾气的盛衰起决定作用，而肾精的排放受肝的调节与控制。性保健主要是肾和肝的保健，应注意节欲保精、行房有度、情绪调节及外阴清洁。

根据人体的生理特点和年龄规律，保持健康、有节制的性活动可以提高生活的质量，利于身心健康，更有利于孕育健康的后代。刮痧保健可以维护正常的性活动，使身心健康，男女性生活和谐，预防生殖器官疾病。

性保健有多种刮痧保健方法，每个人可以根据自身体质状况，选择自己需要的部位进行刮拭，可以选择一个部位，也可以交替选择其他部位。

性保健刮痧要点提示

1. 刮痧的过程中，刮痧板下感觉平顺，无结节和明显的疼痛感，仅有少量浅红色散在痧点或痧斑，属正常现象；如果有轻微的腰酸、腰痛、月经不调或乳房胀痛及性功能减弱等亚健康症状，可通过刮痧保健、运动、饮食、生活起居及情绪调节而好转。

2. 如果刮痧过程中，感觉刮痧板下不平顺，有明显结节，疼痛感严重，出现青色、暗青色或青黑色包块状、青筋样痧象，提示生殖器官有较长时间气滞血瘀，为较严重的亚健康状态。如果多个保健部位均有明显的阳性反应，意义更大，应该及时到医院做进一步的检查，警惕和观察生殖器官的病理变化，必要时综合治疗。

3. 身体各保健部位可以隔衣刮拭至局部微热，每个穴位刮拭 20~30 下，每天刮拭 1 次，也可以定期（1~2 周或 1 月）涂刮痧油刮拭 1 次。体质虚弱者用轻刮法，可延长涂刮痧油法刮拭的间隔期。涂刮痧油刮拭身体各部位时，注意寻找并重点刮拭疼痛、结节等阳性反应部位，保健效果更好。

4. 女性经期禁刮，怀孕者腹、腰、骶部禁刮。

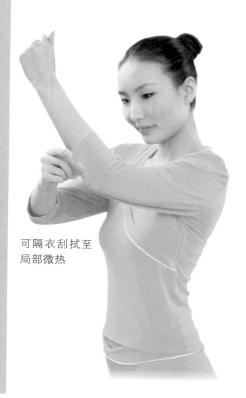

可隔衣刮拭至局部微热

男性刮痧保健

男性的主要生殖器官为睾丸,还有输精管、前列腺、精囊、阴茎等附属器官。男性的生殖系统健康状况与肾气的充盈与否、肝气的舒畅与否、脾胃的强盛与否均有密切关系。中医认为男子16岁肾气旺盛,精满溢泄,有了生育功能,64岁年老肾气衰,性机能逐渐减退。

在注重科学养生、劳逸适度和心理健康的基础上,坚持刮痧保健,可以补肾益精,有利于性健康,延缓生殖器官衰老,此外还可预防和改善腰酸腰痛、精力不足等亚健康状态。

刮拭部位

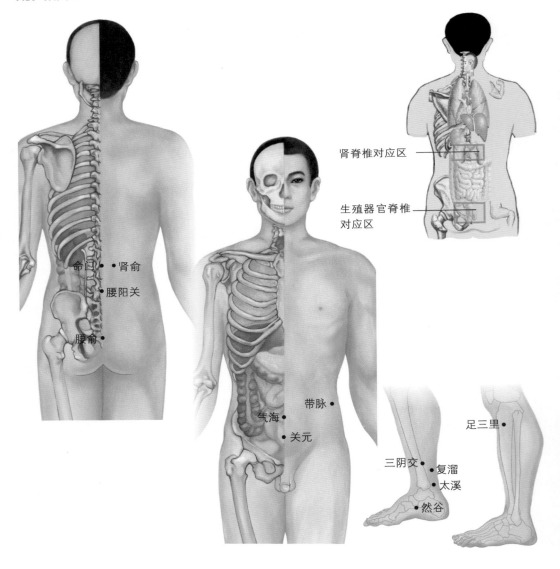

命门 • 肾俞
腰阳关
腰俞

肾脊椎对应区

生殖器官脊椎
对应区

带脉 •
气海 • 关元

足三里 •

三阴交 • 复溜
太溪
然谷

刮拭方法

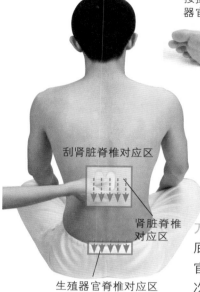

刮肾脏脊椎对应区

肾脏脊椎对应区

生殖器官脊椎对应区

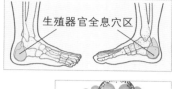

按揉足内侧生殖器官全息穴区

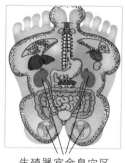

生殖器官全息穴区

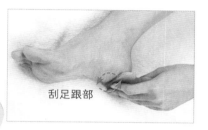

刮足跟部

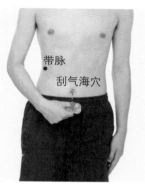

生殖器官全息穴区

方法 1：用面刮法和双角刮法自上而下刮拭腰部、腰骶部肾脏脊椎对应区（第 11 胸椎～第 3 腰椎及两侧 3 寸宽的范围）、生殖器官脊椎对应区（第 2~4 骶椎及两侧 3 寸宽的范围）。重点刮拭督脉命门穴，膀胱经肾俞穴、关元俞穴、腰阳关穴、腰俞穴。用涂刮痧油法进行刮拭，每月 1 次，每次刮拭 20~30 下。或隔衣刮拭，每天 1 次，可温补肾阳，壮阳健肾，改善肾气不足导致的阳痿、早泄、腰膝酸软、乏力等症状。

方法 2：用平面按揉法按揉足底、足跟部及足跟两侧生殖器官全息穴区。每天刮 1 次，每次 20~30 下。可维护正常的性活动，促进身心健康。若是在刮拭的过程中有阳性反应则提示生殖器官亚健康。

方法 3：用面刮法刮拭下肢的足三里穴、三阴交穴、复溜穴、然谷穴，用平面按揉法按揉太溪穴。每天刮 1 次，每次 20~30 下。补气血，养肾阴，预防腰膝酸软、精力减退以及生殖器官的疾病。

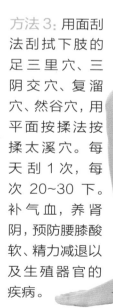

三阴交
复溜
刮然谷穴

带脉

刮气海穴

方法 4：用面刮法自上而下刮拭腹部任脉气海穴至关元穴，双侧带脉穴。用涂刮痧油法进行刮拭，每次可刮 20~30 下。有培元固本功效，凡元气亏损者均可使用。可增强性欲，对遗精、阳痿、阴茎痛、小便不利也有一定的调理作用。

女性刮痧保健

女性的生殖器官有卵巢、输卵管、子宫及阴道。卵巢产生卵子和雌激素。《黄帝内经》指出女性生育机能变化的规律：女性14岁肾气旺盛，月经初潮，具备了生育能力，28岁达到高峰，49岁后肾气衰，月经断绝，则形体衰老，无法生育。

女性的一生要经历"经、带、胎、产、乳"的生理过程，这些生理时期有着耗血和失血的特点，女子以血为本。女性如生活不规律、纵欲多产、伤血耗气，会出现性欲减退、月经不调等妇科疾病，并伴有精力减退、腰酸腿软等肾气虚损的表现。女性保健重在疏肝、养血、调经、补肾。

刮拭部位

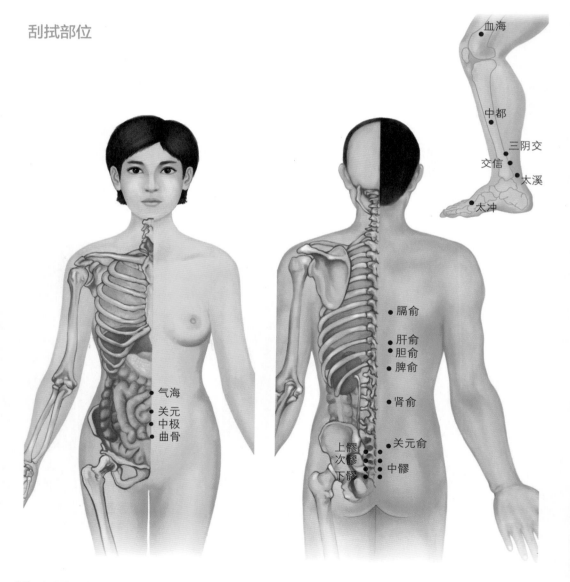

刮拭方法

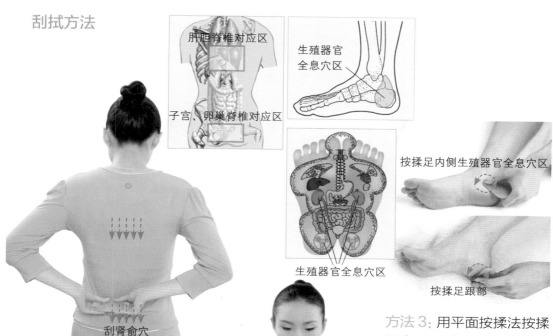

肝胆脊椎对应区

生殖器官全息穴区

子宫、卵巢脊椎对应区

生殖器官全息穴区

按揉足内侧生殖器官全息穴区

按揉足跟部

刮肾俞穴

子宫、卵巢体表投影区

刮子宫体表投影区

方法 1：用面刮法和双角刮法自上而下刮拭腰部、腰骶部肝胆脊椎对应区（第 5~10 胸椎），子宫、卵巢脊椎对应区（第 2~4 骶椎及两侧 3 寸宽的范围）。重点刮拭膀胱经膈俞穴、肝俞穴、胆俞穴、脾俞穴、肾俞穴、关元俞穴、八髎穴。用涂刮痧油法每月刮拭 1 次，每次刮 20~30 下，因刮拭部位较多，可分背部、腰部两次刮拭。或隔衣刮拭，每天 1 次。有助于预防腰酸腰痛，改善性功能低下、痛经、月经周期失调等问题，也有助于促进生殖器官病症的康复。

方法 2：用面刮法从上向下刮拭小腹部正中及两侧子宫、卵巢体表投影区。重点刮拭任脉气海穴、关元穴、中极穴、曲骨穴。每周刮拭 1 次，每次刮 20~30 下，对于月经不调、痛经、小腹坠痛、赤白带下能起到一定的调理作用。

方法 3：用平面按揉法按揉足底、足跟部及足跟两侧生殖器官全息穴区。每天刮拭 1 次，每次刮 20~30 下。维护和促进生殖器官的生理功能。

方法 4：用面刮法自上而下刮拭下肢血海穴、中都穴、三阴交穴、交信穴，垂直按揉足部的太冲穴，平面按揉太溪穴，每天刮拭 1 次，每次刮 20~30 下。有滋阴补肾、益气养血的功效，可预防和治疗月经有血块或者经量过少、更年期潮热症状。

血海

刮中都穴

三阴交

交信

乳房刮痧保健

　　女性乳房在性激素的作用下，可发生周期性的变化：妊娠和哺乳期乳腺增生，乳房明显增大。停止哺乳后，乳腺萎缩，乳房变小、下垂。老年妇女乳房萎缩更为明显。情绪变化，长期处于压力之下，内分泌紊乱，均可影响乳房健康，出现各种乳腺疾病。中医认为乳腺与肝、脾胃、肾关系比较密切。肝失疏泄，气滞血瘀，会导致乳房胀痛，甚至内生肿块。脾胃化生气血，滋养乳房；脾胃虚，气血弱，则乳房下垂；脾胃受损，痰湿内生，阻于乳络，也会引发乳房疾病。肾精决定了乳腺的生长发育和萎缩退化的速度。近年女性乳腺疾病或肿瘤有发病率增高的趋势。乳房刮痧保健对促进乳房发育、正常泌乳及保持优美形体有一定作用，有利于预防和治疗乳腺疾病。

刮拭部位

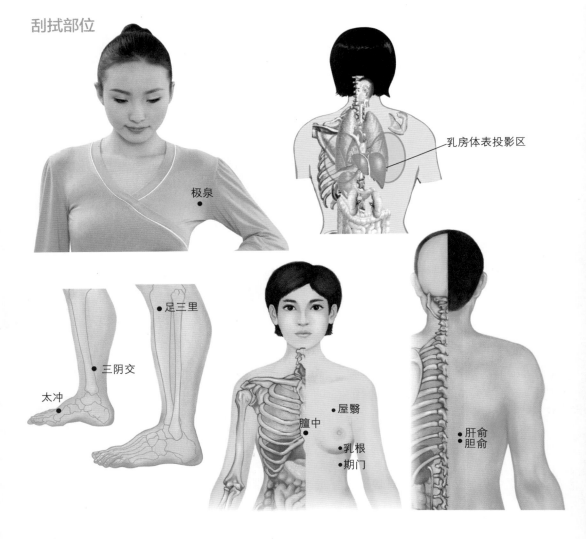

极泉

乳房体表投影区

足三里

三阴交

太冲

膻中

屋翳

乳根

期门

肝俞
胆俞

刮拭方法

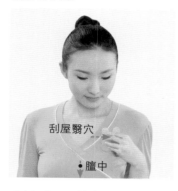

刮屋翳穴

• 膻中

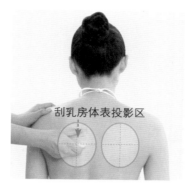

刮乳房体表投影区

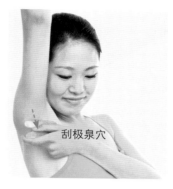

刮极泉穴

方法 1： 用单角刮法从上向下刮拭任脉膻中穴，用平刮法从内向外刮拭胃经屋翳穴、乳根穴，肝经期门穴。用涂刮痧油法每周刮拭 1 次，每次刮 20~30 下。此法可疏肝理气，促进乳房部位气血通畅，延缓乳房衰老，防止乳房下垂，缓解乳房疼痛。

方法 2： 刮拭背部乳房体表投影区及肝俞穴、胆俞穴。由于背部乳房体表投影区较大，可将其划分为 4 个区域，分别进行刮拭。先在背部一侧的乳房体表投影区涂抹适量刮痧油，然后以面刮法从上到下进行刮拭，边刮边寻找疼痛、结节等阳性反应处，并重点刮拭阳性反应处。重点刮拭膀胱经肝俞穴、胆俞穴。每周刮拭 1 次，每次刮 20~30 下，可以有效缓解乳腺增生的症状。

方法 3： 从上肢腋窝向前胸方向刮拭腋窝心经极泉穴。

乳房刮痧要点提示

1. 乳房刮痧保健，要避开乳头，若是乳房有炎症，不要直接刮拭炎症及增生的肿痛部位。

2. 妇女怀孕者，腹、腰、骶部禁刮。

3. 乳房胀痛、乳腺增生及乳腺炎患者，刮拭背部乳房体表投影区对应部位可出现疼痛、结节等阳性反应，寻找和重点刮拭阳性反应区可有效缓解乳房胀痛的症状，还可畅通乳汁。

4. 根据乳房症状变化交替选择各部位，每次可任选 1~2 种方法刮拭。

方法 4： 用平面按揉法按揉下肢足三里穴、三阴交穴，用垂直按揉法按揉太冲穴，每穴每次按揉 10~20 次，每天按揉 1 次。

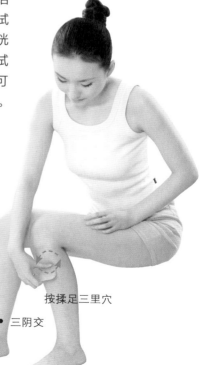

按揉足三里穴

• 三阴交

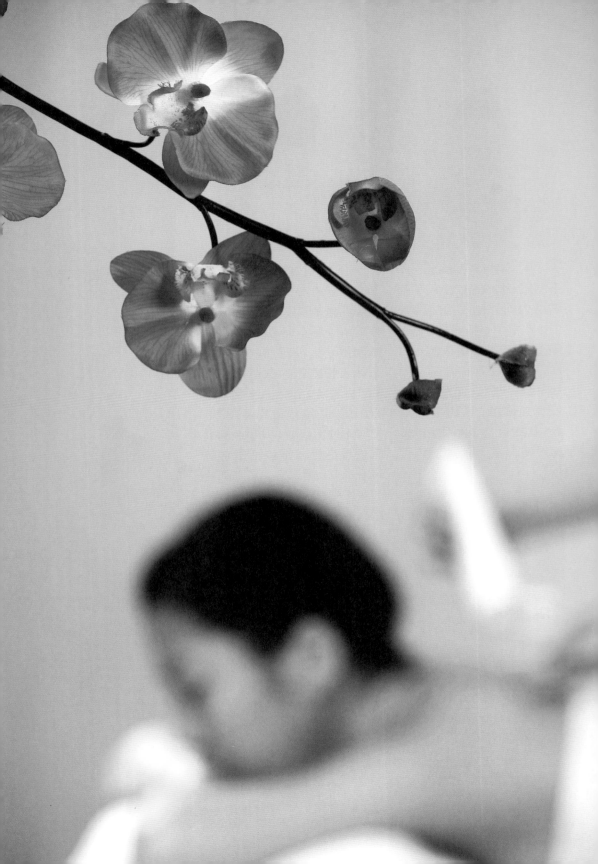

第四章

9 种体质刮痧保健法

养生保健需要用正确的方法。养生方法用对了，如同雪中送炭，用错了就像雪上加霜。想找到适合自己的养生方法，不能盲目跟风，关键是了解自己的体质特点。体质是在生长发育过程中形成的结构和功能状态相对稳定的状态，这种状态决定了身体内部的小环境。体内环境阴阳平衡最适合五脏工作，为平和体质，身体就健康。体内环境阴阳失衡，或阳气不足偏寒，或阴液过少偏热，或湿气重热盛，或血脉不畅瘀滞，或气郁气机失调，脏腑功能都会受到影响，出现各种偏颇的体质。体质保健就是运用不同的方法，纠正偏颇的体内环境，针对体质的差异采取不同的扶正方法，促其转为阴阳平衡的平和体质，就是中医养生保健的"辨证施养"。中医技法各有特点，同一种技法，同一种手法，很难满足不同年龄、性别，不同体质的需求。了解自己的体质，分清寒热虚实，准确判断体质特点，选对保健技法和手法，找准部位，可以为五脏六腑创造一个清洁适宜的环境，实现个体化养生，从而达到强壮脏腑、防病保健、延年益寿的目的。

本章将教你快速判断体质类型的简便四法，即面诊、手诊、痧诊和舌诊。重点介绍针对各种体质特点的刮痧保健部位和刮拭手法，以及如何选择适合的其他中医技法，综合调理。

中医体质分 9 种，其根源在五脏

　　一个人的体质特点是在先天遗传的基础上，受后天因素如饮食、情绪、生活环境等所影响，在生长发育过程中形成的个体特征。这种特征决定了健康发展的趋向和好发的疾病类型。体质差异是由不同的短板脏腑决定的。各脏腑功能的盛衰，以及精气血津液的盈亏，决定了体质特点。中医透过千差万别的症状表现，用阴阳、寒热、虚实、气血、痰湿等理论分析，发现了体内环境差异中的规律性，将体质分为以下 9 种：

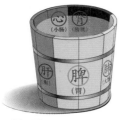

平和体质

　　平和体质者的体内环境寒温适中、湿燥相宜，精气血津液充足，气血调和，非常适合五脏工作，五脏六腑功能是正常的，阴阳平衡的，人是最健康的。

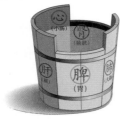

阳虚体质

　　阳虚体质特点是内环境偏寒，就像冰箱的冷藏室。肾是先天之本，脾是后天之本。当脾肾两虚时，就会促生阳虚体质。决定阳虚体质的第一要素就是肾阳不足。肾是阳气的发源地和储存阳气的大本营，是健康长寿的根基。大多数阳虚体质的人，都是由于肾阳不足造成的。

　　其次，脾胃是制造阳气的加工厂。俗话说"人是铁饭是钢，一顿不吃饿得慌"。肾气再足的人，不吃饭也会没有后续能量。阳气虚的人多脾胃不好，不是胃气虚、食欲差，就是脾气虚，吃进的食物不能转化成能量，而都囤积成了脂肪。

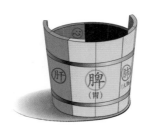

阴虚体质

　　阴虚体质的特点是体内阴液不足，好发虚火，就像体内总有个不安分的小火苗。阴虚体质的根源在于心肾的不足，其中又以心阴、肾阴不足为主，因此阴虚之人需养阴护阴。身体化生阴液能力的大小是由肾所决定的，它是根。一旦肾阴不足，身体里面就会是一派干燥之象。心阴源自肾阴，心阴不足制约不了心阳，容易出现心肾的虚火上炎。

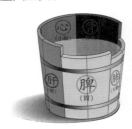

气虚体质

　　气虚体质的特点是动力不足，好像一辆小马力的汽车，载不重也跑不快。气虚体质的根源在于肺气虚和脾胃气不足。中医认为肺主气，"肺朝百脉"，意思是所有的血脉都是由肺气推动的，肺的强弱决定一身之气的强弱。脾就像是身体里的大厨房，厨房不烧火做饭，各脏腑器官就得挨饿。脾胃各有分工，胃是粗加工，脾是精耕细作，并负责送饭。脾胃气不足，营养物质生成减少，会影响整个身体，导致气虚体质。

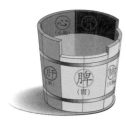

痰湿体质

痰湿体质的特点是体内环境不清爽，犹如蜂蜜般黏滞。中医认为"脾为生痰之源，肺为贮痰之器"，痰湿体质的根源在于脾和肺。饮食入胃，脾胃运化为身体需要的精微物质，不能生成精微物质营养脏腑的水液，中医称为痰湿，痰湿分为肺中的有形之痰和身体各部位的无形之痰，痰湿停在哪里，哪里就会出现病理产物的集聚，成为身体的负担。因为脾主运化水湿，肺主通调水道，一旦脾不能运化水湿，肺不能敷布津液，水湿就容易积聚成痰，促生痰湿体质。

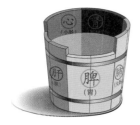

湿热体质

湿热体质的特点是体内环境又湿又热，犹如桑拿房的环境。久居这样的环境，人会呼吸困难，周身不适。这样的环境同样让脏腑十分不爽，却非常有利于细菌生长。身体内出现湿热是因为肝脾功能失调。脾气虚，则不能运化、代谢身体里的"湿"，肝胆的疏泄不利，则宣泄不了身体里的"热"，湿热内蕴，于是形成了又湿又热的体内环境。

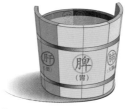

血瘀体质

血瘀体质的特点是血脉运行不畅，阻力加大，就像黄河水里混进了泥沙。血瘀体质的根源在于心肾阳虚。心主血脉，一旦心脏功能减弱了，推动血脉运行的原动力不足，势必会使得血液流动减缓。而肾阳又是阳气之根，一旦肾阳不足了，内环境寒凉，血液在寒凉的环境中，流速就会减慢，久而久之，就会促生血瘀体质。

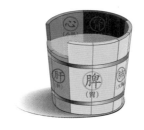

气郁体质

气郁体质的特点是气机运行不畅，整个人处在郁闷和压力之中，无法宣泄，就像充满气的气球，其中的气只进不出。气郁体质的病根在肝。因为肝主疏泄，肝脏的疏泄调节关系五脏的正常功能，好比自然界的微风，助万物生长。肝疏泄失常就像无风般的窒息或者狂风般的毁灭性破坏。中医认为，五脏都有自己主导的情志。肝是主怒的。气郁体质肝失疏泄，不能及时调节恼怒、郁闷的情绪，没有办法化解愤怒，反而不断地积压这种不良情绪，以至于影响其他脏腑的正常功能。

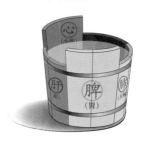

特禀体质

特禀体质多与遗传有关，以先天生理缺陷、各种过敏反应为主要表现。先天的肝肾不足，加上肺气虚，抵御外邪的能力就会减弱，极易促生特禀体质。特禀体质者因先天遗传因素不同，有各种各样的表现，因此特禀体质的内环境没有统一的规律性。依先天短板的脏腑不同而症状表现各异。

快速判断平和体质

平和体质的人有以下几大特点：

1 精力充沛、体态适中、健壮，声音洪亮，睡眠、食欲良好，饮食规律，二便正常，对外界环境适应能力强，很少患病。

2 情绪稳定，性格开朗、平和，善于调节自己的不良情绪。

3 面色红润、有光泽，肤色均匀、红黄隐隐，眼睛明亮有神，头发稠密光泽。

4 舌体是淡红的，舌苔是薄白的，正常的舌象。

5 双手是温暖的，指掌饱满、弹性好，灵活有力量。

6 如果进行刮痧保健，身体各部位没有明显的疼痛感觉和不顺畅的阳性反应。一般出痧很少，即使出痧也是少量的、颜色鲜红、稀疏的痧点；如果偶感风寒，痧色鲜艳，消退的速度非常快。

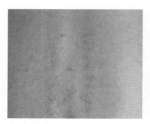

出痧较少

平和体质的刮痧保健

平和体质的人，体内环境不寒不热、不湿不燥，是最适合五脏功能活动的状态。平和体质的人应起居有常，饮食规律，适量运动，及时调节不良情绪，并保持平和的心态。不可因身体健康就过度劳累，透支体力，要劳逸结合才可保持先天的优势，活到天年。

平和体质刮痧保健按以下方案选取方法和部位

方法 1： 平和体质按照第三章介绍的养五脏的基本刮拭方法即可，不必过度地刮痧保健。

方法 2： 平和体质的人随年龄增长，会慢慢出现气虚的症状，可以参照气虚体质（详见 81 页）保健方法。

方法 3： 平和体质在不同的年龄段参照本书第八章（详见 161 页）不同年龄的刮痧保健法刮痧。

方法 4： 平和体质在不同的季节参照本书第九章（详见 167 页）四季刮痧保健法选取刮痧部位，运用刮痧技巧。

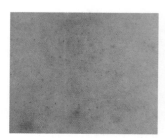

出痧稀疏，颜色鲜红

快速判断阳虚体质

阳虚体质的人，身体里面的阳气虚，热量不足，容易出现脏腑功能减退的虚寒征象，如怕冷，手足不温，喜热饮、热食，小便清长，大便稀溏，食欲不振，肌肉松软不实，精神不振，性格沉静、内向。容易患关节疼痛、痰饮、肿胀、腹泻等症。感受邪气后容易转化成寒证。

简便四法判断阳虚体质

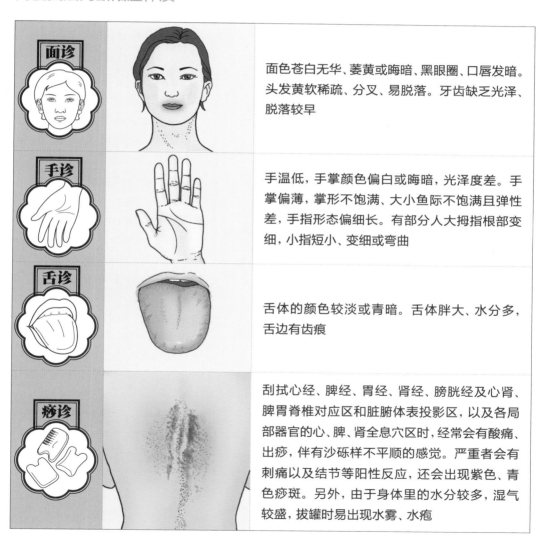

面诊		面色苍白无华、萎黄或晦暗、黑眼圈、口唇发暗。头发黄软稀疏、分叉、易脱落。牙齿缺乏光泽、脱落较早
手诊		手温低，手掌颜色偏白或晦暗，光泽度差。手掌偏薄，掌形不饱满、大小鱼际不饱满且弹性差，手指形态偏细长。有部分人大拇指根部变细，小指短小、变细或弯曲
舌诊		舌体的颜色较淡或青暗。舌体胖大、水分多，舌边有齿痕
痧诊		刮拭心经、脾经、胃经、肾经、膀胱经及心肾、脾胃脊椎对应区和脏腑体表投影区，以及各局部器官的心、脾、肾全息穴区时，经常会有酸痛、出痧，伴有沙砾样不平顺的感觉。严重者会有刺痛以及结节等阳性反应，还会出现紫色、青色痧斑。另外，由于身体里的水分较多，湿气较盛，拔罐时易出现水雾、水疱

阳虚体质的刮痧保健

　　阳虚体质的人通过刮痧温补肾阳，要注意刮拭手法和选择刮痧的部位。首先要用补法刮痧，适合按压力小的轻刮法快速刮拭。因为阳气不足，用轻刮法推动气血运行，重刮会伤气。快速刮痧，皮肤表面迅速升温，有利于促进血液循环。一次不要刮太多的部位，每个部位刮至皮肤微热、微红，毛孔微张即可。刮拭时间不要过长，避免毛孔开得太大，宣泄正气，达不到补益的效果。阳虚体质者冬季更要加强肾脏保健。

刮拭部位

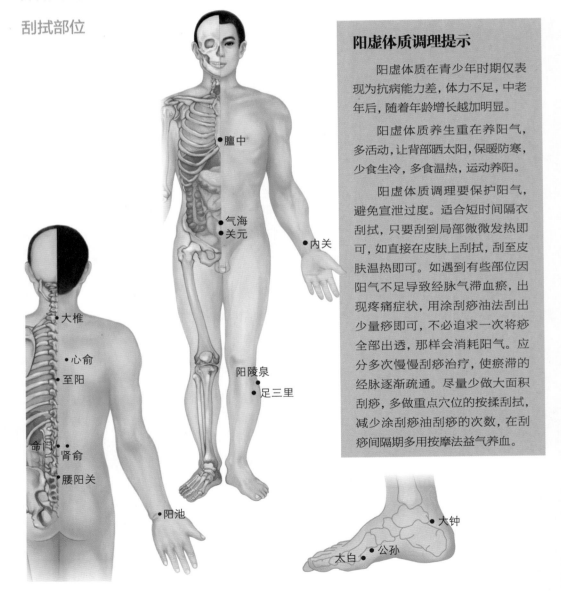

膻中

气海
关元

内关

大椎

心俞

至阳

阳陵泉

足三里

命门

肾俞

腰阳关

阳池

大钟

太白　公孙

阳虚体质调理提示

　　阳虚体质在青少年时期仅表现为抗病能力差，体力不足，中老年后，随着年龄增长越加明显。

　　阳虚体质养生重在养阳气，多活动，让背部晒太阳，保暖防寒，少食生冷，多食温热，运动养阳。

　　阳虚体质调理要保护阳气，避免宣泄过度。适合短时间隔衣刮拭，只要刮到局部微微发热即可，如直接在皮肤上刮拭，刮至皮肤温热即可。如遇到有些部位因阳气不足导致经脉气滞血瘀，出现疼痛症状，用涂刮痧油法刮出少量痧即可，不必追求一次将痧全部出透，那样会消耗阳气。应分多次慢慢刮痧治疗，使瘀滞的经脉逐渐疏通。尽量少做大面积刮痧，多做重点穴位的按揉刮拭，减少涂刮痧油刮痧的次数，在刮痧间隔期多用按摩法益气养血。

1. 温阳通脉，温暖内环境

刮拭方法

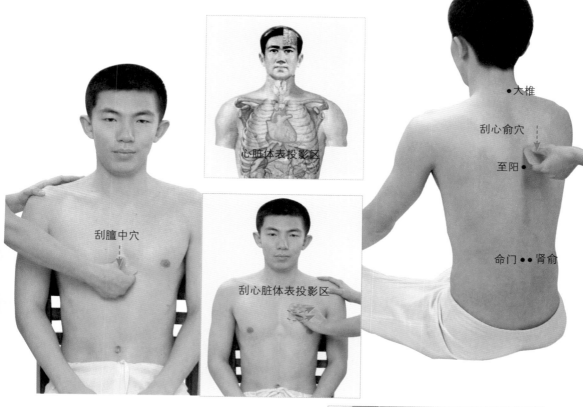

心脏体表投影区

刮膻中穴

刮心脏体表投影区

•大椎

刮心俞穴

至阳•

命门••肾俞

方法1：用平刮法从胸部正中沿肋骨走向向左刮拭心脏体表投影区。用单角刮法从上向下刮拭任脉膻中穴。每次刮20~30下，隔衣刮拭，每天刮拭1次。振奋心阳、益气通脉。

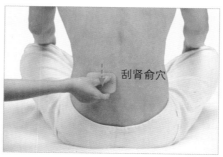

刮肾俞穴

方法2：用面刮法刮拭督脉大椎穴至至阳穴、命门穴；膀胱经心俞穴、肾俞穴。每天刮1次，每次刮20~30下，每周用补法刮1次。有温阳益气、养心强肾的功效。

2. 补肾健脾，增加原动力

刮拭方法

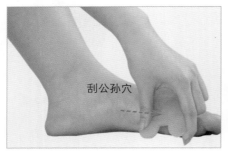

刮公孙穴

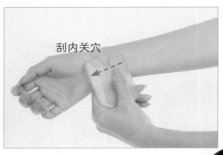

刮内关穴

刮大钟穴

刮至阳穴

命门• •肾俞

•腰阳关

方法1：用面刮法从上向下刮拭上肢三焦经阳池穴，心包经内关穴，下肢胃经足三里穴，肾经大钟穴，脾经公孙穴、太白穴。以上穴位刮拭无痧时，改用平面按揉法按揉。每次刮 20~30 下，每天刮拭 1 次。可以促进脾胃气血化生，推动血脉运行，增加热量，温暖内环境。

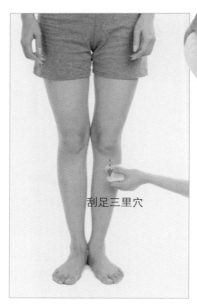

刮足三里穴

方法2：用面刮法从至阳穴刮拭到腰阳关穴。可重点对至阳穴、命门穴、肾俞穴、腰阳关穴进行刮拭。每天隔衣刮拭 1 次，每次刮拭 30~50 下。用涂刮痧油法则每周刮拭 1 次，每次刮拭 20~30 下。有壮阳益肾的功效。

3. 阳虚体质的刮痧搭档

阳虚体质体内环境寒凉，要配合艾灸、按摩，温补元气。

具体方法

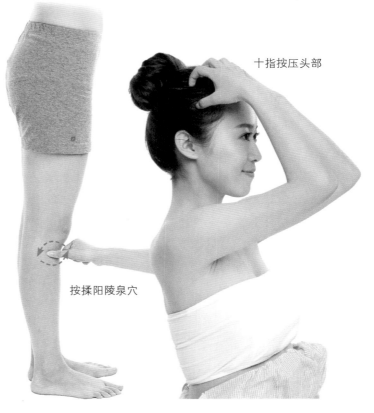

十指按压头部

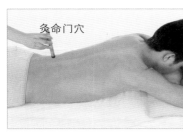

灸命门穴

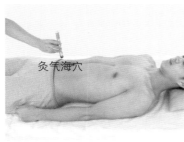

灸气海穴

按揉阳陵泉穴

方法 1：艾灸补肾壮阳，温暖内环境。将艾条点燃，距离命门穴、腰阳关穴、气海穴、关元穴 2~3 厘米的距离进行艾灸，每天艾灸 1 次。

方法 2：平面按揉阳陵泉穴，升发阳气。用大拇指的指腹按压阳陵泉穴，每次按压 3 分钟，每天按压 1 次。

方法 3：十指按压头部，激发阳气。十指自然放松，以十指指肚着力，先将十指放在头的左右两侧，反复进行按压。然后再将十指放在头的前后两侧，对头部进行按压。每次按压 20~30 下，每天可按压 1~2 次。

快速判断阴虚体质

阴虚体质的人身体里的阴液不足，会出现一系列干燥少津的特征。阴虚体质的人最大的特点就是"虚热"和"干"，口燥咽干，鼻腔干，大便干，五心烦热，喜冷饮。五心烦热就是两个手心、两个脚心发热和心中烦热。性情急躁、外向、好动。容易患虚劳、失眠症，阴亏燥热的病变，感受邪气后易转化成热证。

简便四法判断阴虚体质

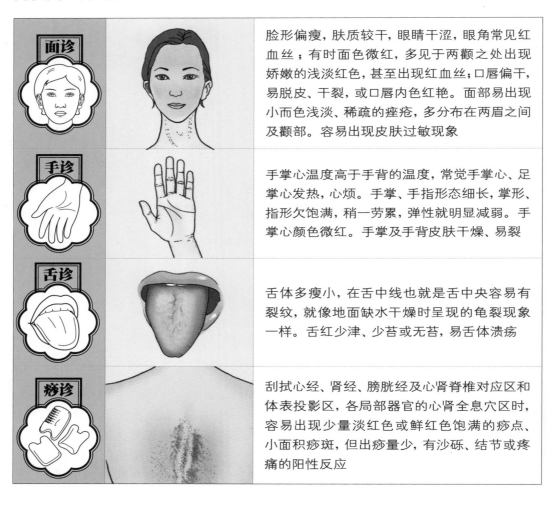

面诊		脸形偏瘦，肤质较干，眼睛干涩，眼角常见红血丝；有时面色微红，多见于两颧之处出现娇嫩的浅淡红色，甚至出现红血丝；口唇偏干，易脱皮、干裂，或口唇内色红艳。面部易出现小而色浅淡、稀疏的痤疮，多分布在两眉之间及颧部。容易出现皮肤过敏现象
手诊		手掌心温度高于手背的温度，常觉手掌心、足掌心发热，心烦。手掌、手指形态细长，掌形、指形欠饱满，稍一劳累，弹性就明显减弱。手掌心颜色微红。手掌及手背皮肤干燥、易裂
舌诊		舌体多瘦小，在舌中线也就是舌中央容易有裂纹，就像地面缺水干燥时呈现的龟裂现象一样。舌红少津、少苔或无苔，易舌体溃疡
痧诊		刮拭心经、肾经、膀胱经及心肾脊椎对应区和体表投影区，各局部器官的心肾全息穴区时，容易出现少量淡红色或鲜红色饱满的痧点、小面积痧斑，但出痧量少，有沙砾、结节或疼痛的阳性反应

阴虚体质的刮痧保健

　　阴虚体质的人体内环境虽然是偏热的，但是这种热是虚热，并不是真正的阳气过盛，所以采用刮痧疗法时要注意：一是不可采用泻法刮痧，即按压力大、速度快的刮法；二是每次刮拭时间不可过长，刮拭部位不可过多，否则会造成阴阳俱虚的结果。阴虚体质者夏季和秋季要养阴护阴，注意加强心肺的刮痧保健。

刮拭部位

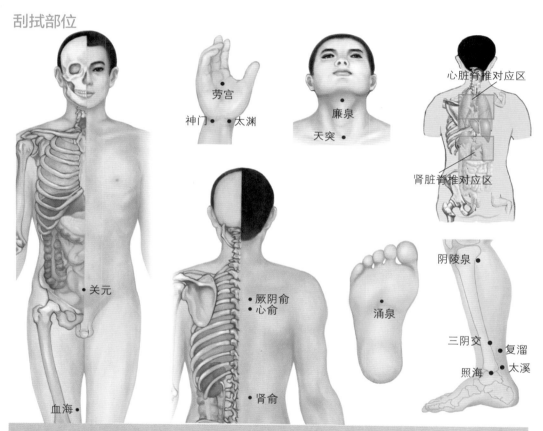

劳宫
神门　太渊
廉泉
天突
心脏脊椎对应区
肾脏脊椎对应区
关元
厥阴俞
心俞
涌泉
阴陵泉
三阴交　复溜
照海　太溪
血海
肾俞

阴虚体质调理提示

　　阴虚体质随年龄增长，中老年以后也会逐渐出现阳虚的症状。

　　阴虚体质养生重在滋阴清热，少食辛辣，少说话，少熬夜，勤喝水，不要过劳。

　　刮痧的时候，要根据阴虚火旺的部位选择刮拭的部位，如体内虚热偏盛，自然会有少量痧出来，痧出热即泻，立即停止刮拭；虚热不严重时，只要所刮的经穴处毛孔微微张开或局部皮肤有热感即可停止刮拭，不必非要刮出痧来。因为阴虚体质阴液不足，所以刮拭时间要短，手法要轻，每次出痧不宜多，注意保护阴液。如果体内血脉瘀滞较重，不要一次刮透，要经多次刮拭分批将痧出透。

1. 滋阴清热，平衡阴阳

刮拭方法

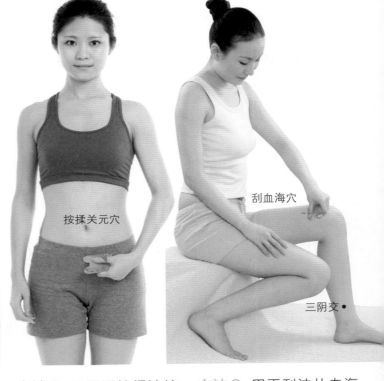

按揉关元穴

刮血海穴

三阴交●

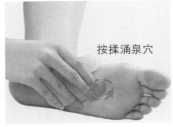

按揉涌泉穴

方法1：用平面按揉法对足部涌泉穴按揉，每天可按揉 1 次，每次按揉 20~30 下。也可以用平刮法对涌泉穴周围的部位进行刮拭。可滋补肾阴，防治肾阴虚导致的各种不适症。

方法2：用平面按揉法按揉关元穴，每天顺时针按揉 50~100 下。关元穴是任脉经穴，也是肝经、脾经、肾经在任脉交会的穴位，按揉一穴，养三脏之阴，阴液足则虚火灭。

方法3：用平刮法从血海穴一直刮拭到三阴交穴。每天可刮拭 1 次，每次刮 20~30 下。可以用平面按揉法重点对血海穴、三阴交穴进行按揉。滋阴补血，促进阴虚病症的康复。

2. 安神助眠，祛虚火

刮拭方法

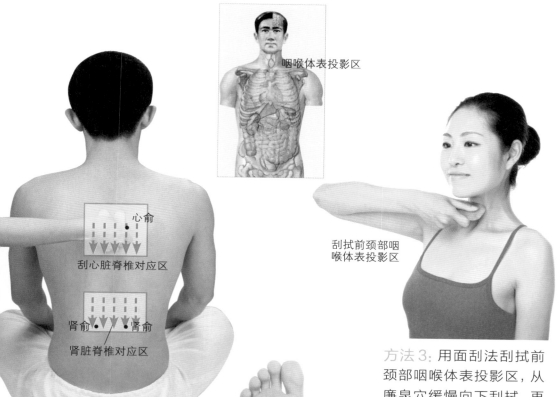

咽喉体表投影区

心俞

刮心脏脊椎对应区

肾俞 · · 肾俞

肾脏脊椎对应区

刮拭前颈部咽喉体表投影区

刮涌泉穴

方法 1：用面刮法和双角刮法从上向下刮拭背部心脏脊椎对应区（第 4~8 胸椎及两侧 3 寸宽的范围）、肾脏脊椎对应区（第 11 胸椎~第 3 腰椎及两侧 3 寸宽的范围）。重点刮拭膀胱经厥阴俞穴、心俞穴、肾俞穴，可清心火，疏通心肾，调和阴阳，缓解阴虚燥热导致的心神不宁、失眠症。

方法 2：用面刮法刮拭手上的劳宫穴，足部的涌泉穴。每周刮 1 次，每次刮 20~30 下。滋阴清热，对口舌生疮、口臭、内热均有调理作用。

方法 3：用面刮法刮拭前颈部咽喉体表投影区，从廉泉穴缓慢向下刮拭，再用刮痧板角部缓慢轻刮天突穴。每天刮 1 次，每次刮 20~30 下。可以缓解阴虚内热导致的咽干、咽痛症。

3. 阴虚体质的刮痧搭档

阴虚体质的保健,可在刮痧的同时选择滋阴、清热、活血的经穴做按摩疗法,以养阴清热,护卫阴液。

具体方法

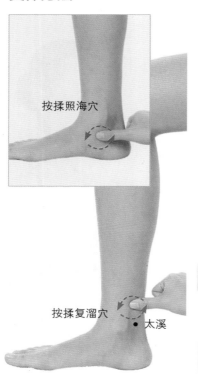

按揉照海穴

按揉复溜穴 • 太溪

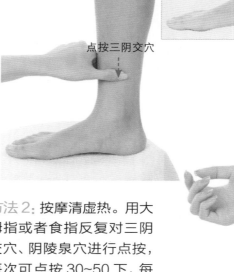

点按阴陵泉穴

点按三阴交穴

• 太渊
点按神门穴

方法1: 按摩滋阴清热祛火。用大拇指的指腹用力对太溪穴、复溜穴、照海穴、涌泉穴进行平面按揉,每次可按揉20~30下,每天可按揉1次。

方法2: 按摩清虚热。用大拇指或者食指反复对三阴交穴、阴陵泉穴进行点按,每次可点按30~50下,每天可点按1次。

方法3: 按摩助眠除烦。用大拇指用力反复点按神门穴、太渊穴即可,每次可点按1~3分钟,每天可点按20~30下。

快速判断气虚体质

　　气虚体质的人元气不足，疲乏气短，爱出汗。肺活量小，气短懒言，语言低怯，精神不振，性格内向。气虚的人体形多虚胖或偏瘦，易头晕，记性也不太好。气虚体质易患感冒、内脏下垂等疾病。

简便四法判断气虚体质

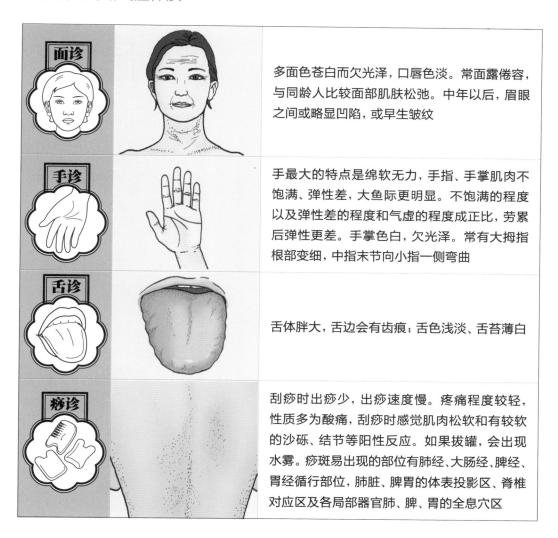

面诊		多面色苍白而欠光泽，口唇色淡。常面露倦容，与同龄人比较面部肌肤松弛。中年以后，眉眼之间或略显凹陷，或早生皱纹
手诊		手最大的特点是绵软无力，手指、手掌肌肉不饱满、弹性差，大鱼际更明显。不饱满的程度以及弹性差的程度和气虚的程度成正比，劳累后弹性更差。手掌色白，欠光泽。常有大拇指根部变细，中指末节向小指一侧弯曲
舌诊		舌体胖大，舌边会有齿痕；舌色浅淡、舌苔薄白
痧诊		刮痧时出痧少，出痧速度慢。疼痛程度较轻，性质多为酸痛，刮痧时感觉肌肉松软和有较软的沙砾、结节等阳性反应。如果拔罐，会出现水雾。痧斑易出现的部位有肺经、大肠经、脾经、胃经循行部位，肺脏、脾胃的体表投影区、脊椎对应区及各局部器官肺、脾、胃的全息穴区

气虚体质的刮痧保健

气虚体质的刮痧以轻刮、按揉为主，有益气健脾，利于营养物质的消化吸收，有促进新陈代谢的作用。还能激发经气，促进血液循环，改善因正气不足而引起的体力和精力减退、气短乏力症状，消除疲劳。

刮拭部位

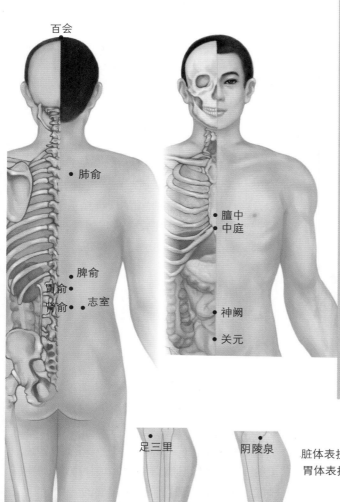

百会

肺俞

脾俞

胃俞

肾俞

志室

膻中

中庭

神阙

关元

足三里

阴陵泉

脏体表投影区

胃体表投影区

胰腺体表投影区

大肠体表投影区

小肠体表投影区

气虚体质调理提示

气虚体质者在青少年时期就会有容易感冒、食欲欠佳、体力不足的表现，中老年以后会逐渐表现出阳气不足的症状。

气虚体质养生重在补益气血，减少耗气伤血，调养脾胃，平衡膳食，适量运动养生。气虚体质者夏季更要注意加强刮痧保健。

气虚体质身体较弱，肌肉松软。用刮痧法补气重在促进气血运行，最适合隔衣刮拭。避免毛孔开张过大，少出痧，少宣泄。刮痧时要用补法，力度要轻，每次刮拭的部位要少，刮的面积要小。最适合做单穴的按揉刮拭。减少涂油刮痧的次数，不要追求出痧，无论出痧与否，局部皮肤微微温热即停止刮拭。

1. 健脾益气，增强体质

刮拭方法

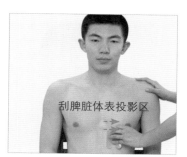

刮脾脏体表投影区

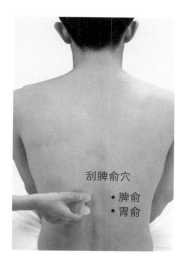

刮脾俞穴

• 脾俞
• 胃俞

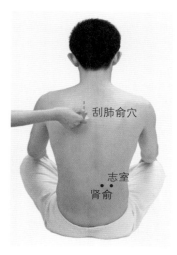

刮肺俞穴

志室
肾俞

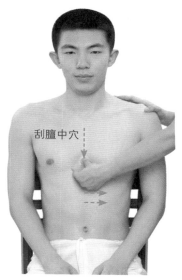

刮膻中穴

方法 1：用面刮法从上向下刮拭膀胱经脾俞穴、胃俞穴。刮痧前要涂抹适量的刮痧油，每周用轻刮法快刮 1 次，每次刮 20~30下。下肢足三里穴每天按揉 1 次，每次 20~30 下。健脾益气，化生气血。

方法 2：用面刮法从上向下刮拭膀胱经肺俞穴、肾俞穴、志室穴。刮痧前要涂抹适量刮痧油，每周用轻刮法快刮 1 次，每次刮20~30 下。激发肺气，补益肾气，改善气短症状。

方法 3：用平刮法沿肋骨走向从内向外刮拭左侧肋肋部脾脏、胰腺体表投影区。并用单角刮法从上向下刮拭任脉膻中穴、中庭穴。每次刮 20~30 下，每天用快刮法隔衣刮 1 次。可增强脾胃消化机能，健脾益气。

2. 养胃通便，增进食欲

刮拭方法

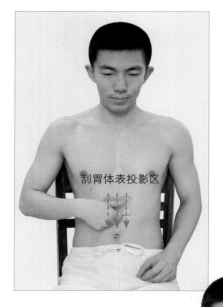

刮胃体表投影区

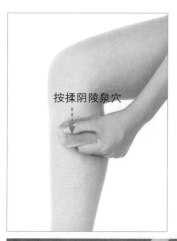

按揉阴陵泉穴

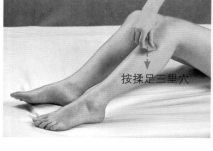

按揉足三里穴

方法1：用面刮法从上向下刮拭上腹部胃体表投影区和脐周大小肠体表投影区。每周刮1次，每次刮20~30下。养胃通便，增进食欲，有利于营养物质的消化吸收，促进新陈代谢。

刮大小肠体表投影区

方法2：用垂直按揉法按揉下肢足三里穴和阴陵泉穴。每天1次，每次按揉20~30下。垂直按揉脾经、胃经穴位，加强经脉的刺激，可健脾养胃，助消化。

3. 气虚体质的刮痧搭档

气虚体质调理要配合按摩和艾灸疗法，补法按摩益气活血，疏经通络，艾灸温补元气，扶正祛邪。

具体方法

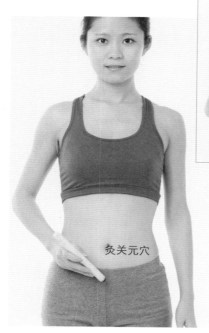

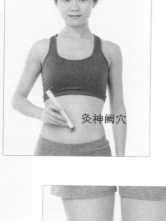

灸神阙穴

灸关元穴

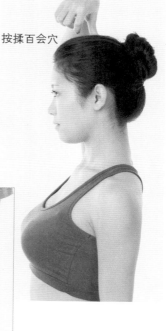

按揉百会穴

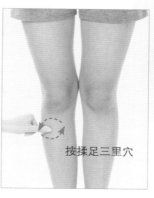

按揉足三里穴

方法 1：艾灸可补气。将艾条的一端点燃，对准神阙穴、关元穴，间隔一定距离进行艾灸，使局部有温热感而无灼痛为宜。每天每次10~15 分钟。

方法 2：按摩可补气强身。用大拇指的指腹对百会穴、肺俞穴、足三里穴进行平面按揉，每次按揉 20~30 下，每天按揉 1 次。

两手相互拍打

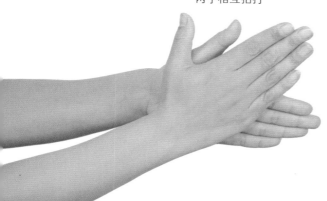

方法 3：拍手可促进血液循环。双手的手掌分开，两手掌相对，相互拍打。刚开始的时候力量要轻些，随后适当加重，以自己的双手能承受为度，每次可拍打 30 下。

快速判断痰湿体质

　　痰湿体质的人形体肥胖，腹部肥满。从外形上很容易判断，那些中年"发福"的人，以及脂肪积聚在腹部，拥有"梨形"或者"苹果形"身材的人，多数都属于痰湿体质。中医认为，痰湿体质者脾虚不运，湿聚为痰，积存腹部，加之腹肌松懈无力，故腹部肥满。

　　痰湿体质皮肤油脂多，多汗且黏，胸闷痰多，喜食肥甘甜腻。性格温和、稳重，多善于忍耐。易患高血压、高脂血症、糖尿病、中风、呼吸系统疾病等。

简便四法判断痰湿体质

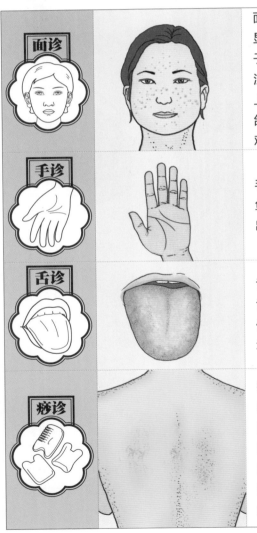

面诊		面部颜色略黄，胖润，眼泡微浮，易过早出现凸显的下眼袋。面部油脂分泌多，油溢于表，鼻子的部位更为明显。如果额头出油多，说明痰湿在上；如果下巴出油多，说明痰湿在下。脸上还易生痤疮，这种痤疮的特点是色暗，以下颌及两腮下部居多，多为结节囊肿痤疮，缠绵难愈，预后留有疤痕
手诊		手背、手掌皮肤油脂分泌旺盛，掌形多厚实，大鱼际多饱满，手掌颜色发暗。手掌易出汗，汗出发黏者要警惕糖尿病
舌诊		舌体胖大，舌苔厚腻或苔薄而润。舌苔越厚，舌头越胖，痰湿越重。舌苔黄腻，舌质红，提示体内环境偏热；舌质淡，舌苔白腻，提示体内环境偏寒
痧诊		痰湿体质的人，刮痧时不易出痧。如果痧色鲜红，提示体内环境偏热，痧色暗或青紫，提示体内环境偏寒。在肺经、脾经，及肺、脾脊椎对应区和体表投影区经常会有酸痛及沙砾、结节等阳性反应，在下腹部经穴和盆腔内脏腑器官体表投影区也经常会有酸痛、沙砾等阳性反应。拔罐后罐体内多水雾，皮肤易出水疱

痰湿体质的刮痧保健

痰湿体质者刮痧可以振奋阳气，健脾益气，促进水液代谢，利湿化痰，改善痰湿体质因水湿内停积聚而引起的水湿内盛的症状。经常刮痧，能健脾，强壮阳气，化解水湿内停，预防痰湿体质好发疾病，促进痰湿病症的康复。痰湿体质者夏秋季节更要加强保健刮痧。

刮拭部位

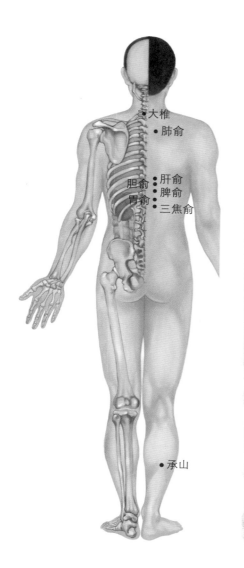

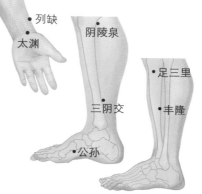

痰湿体质调理提示

痰湿体质者在中年以后症状越加明显。

痰湿体质养生重在健脾化痰利湿。平时注重饮食调养，忌食生冷油腻食品，忌忧思恼怒，保持咽喉清利、大便畅通、肠道清洁。

痰湿体质刮痧不易出痧。不可追求出痧，刮拭时间不能过长。只要局部毛孔微张或局部有热感即可。有益气通经、健脾化痰的作用。

痰湿体质者应配合拔罐排除体内湿气。罐体内的水雾就是从身体里面散发出来的湿气。拔罐时罐体内水雾的多少和皮肤是否出现水疱，可以提示体内湿气的多少。

1. 健脾利湿化痰

刮拭方法

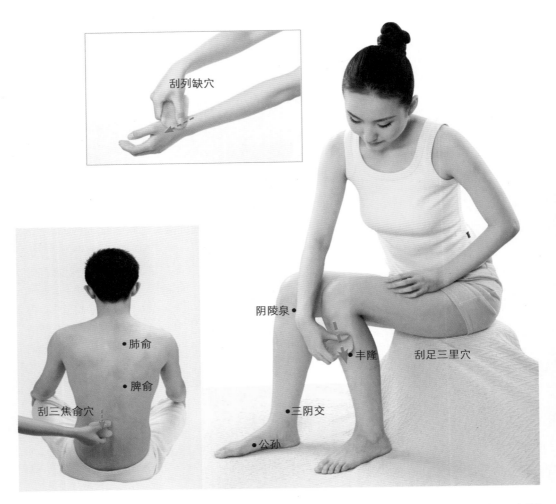

刮列缺穴

肺俞

脾俞

刮三焦俞穴

阴陵泉

丰隆

刮足三里穴

三阴交

公孙

方法 1: 用面刮法刮拭肺俞穴、脾俞穴、三焦俞穴。每周 1 次,每次刮 20~30 下。健脾益气,利湿化痰。

方法 2: 用面刮法从上向下刮拭上肢肺经列缺穴至太渊穴,下肢胃经足三里穴、丰隆穴,脾经阴陵泉穴、三阴交穴、公孙穴。每两天刮 1 次,每次刮 20~30 下。益气、利湿、化痰,改善痰湿体质因水湿内停积聚引起的水湿内盛的各种症状。

2. 预防痰湿引起的疾病

刮拭方法

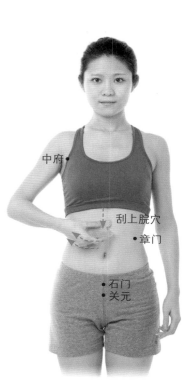

中府•

刮上脘穴

•章门

•石门
•关元

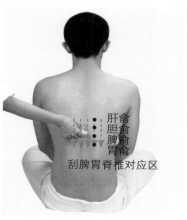

肝俞
胆俞
脾俞
胃俞

刮脾胃脊椎对应区

方法 2： 用双角刮法刮拭背部的脾胃脊椎对应区（第6胸椎～第1腰椎及两侧3寸宽的范围）、肝胆脊椎对应区（第5~10胸椎及两侧3寸宽的范围），重点刮拭肝俞穴、胆俞穴、脾俞穴、胃俞穴。用涂刮痧油法进行刮拭，每周刮拭1次，每次刮拭20~30下。疏肝利胆，调畅气机，健脾和胃，促进水湿运化，促进消化。

方法 1： 用平刮法沿肋骨走向从正中向左刮拭胁肋部脾脏体表投影区。用面刮法从上向下刮拭中府穴，上脘穴至下脘穴，石门穴至关元穴，章门穴。每周1次，每次刮20~30下。健脾，强壮阳气，利水化湿，预防痰湿体质好发疾病，促进痰湿病症的康复。

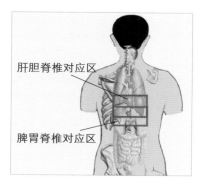

肝胆脊椎对应区

脾胃脊椎对应区

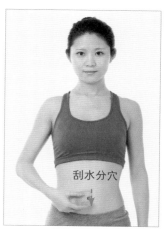

刮水分穴

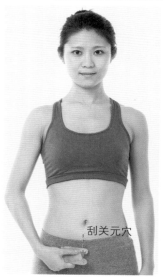

刮关元穴

方法 3： 用面刮法从上向下刮拭腹部的水分穴至关元穴。每周1次，每次刮20~30下。行气利水，对于水湿内停导致的水肿、瘦腹有一定疗效。

3. 痰湿体质的刮痧搭档

痰湿体质，体内环境偏热者，刮痧加拔罐；痰湿体质，体内环境偏寒者，刮痧、拔罐加艾灸。

具体方法

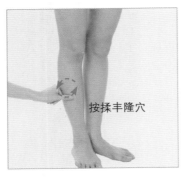

按揉丰隆穴

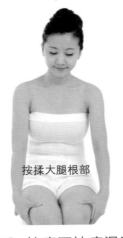

按揉大腿根部

方法 2： 按摩可祛痰湿助眠。将两手大拇指相对，放在大腿根上部，其余 4 指并拢，放在大腿根下部，两手用力从上到下进行按压，每次可按压 10 遍。

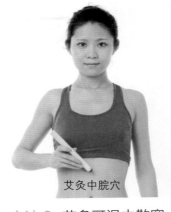

艾灸中脘穴

方法 3： 艾灸可温中散寒。体内环境偏寒者，将艾条点燃，对腹部中脘穴、下肢足三里穴进行艾灸，每次可艾灸 10~15 分钟，每天可艾灸 1 次。

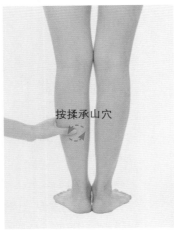

按揉承山穴

方法 1： 按摩可祛湿化痰。按摩承山穴、丰隆穴、脾俞穴。将大拇指放在穴位所在处，用力按揉，每次可以按揉 20~30 下，每天按揉 1 次。

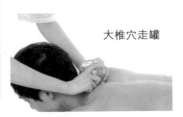

大椎穴走罐

方法 4： 督脉走罐可清热利湿。在背部督脉大椎穴上拔罐，拔罐后，用手扶住罐底，罐口有一定的倾斜度，沿着督脉循行部位上下来回推拉，速度不宜过快。每次可推拉 3 次。每周走罐 1 次。

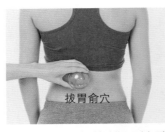

拔胃俞穴

方法 5： 腹背拔罐可健脾利湿化痰。在腹部任脉中脘穴，背部膀胱经脾俞穴、胃俞穴拔罐，每周 1 次，每次留罐 10 分钟。

快速判断湿热体质

　　湿热体质的人的特点是体形壮硕或腹大肥满，体内环境又湿又热，也就是湿度大、温度高，这是一个适合细菌生长的环境，也是代谢产物快速腐败的环境。所以湿热体质的人皮肤分泌油脂旺盛，易生痤疮，口干口苦，身体困倦，多有汗臭、脚臭、腋臭，大便黏滞不爽或燥结，小便短黄，男性阴囊潮湿，女性白带增多。心情烦闷易怒。易患疖肿、痤疮、黄疸、泌尿生殖器官感染等。

简便四法判断湿热体质

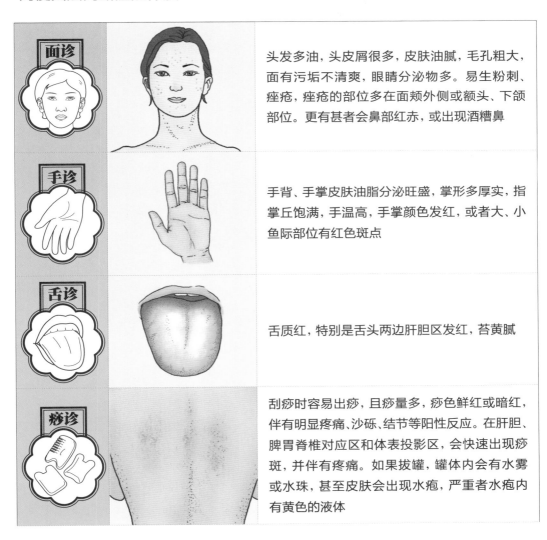

面诊	头发多油，头皮屑很多，皮肤油腻，毛孔粗大，面有污垢不清爽，眼睛分泌物多。易生粉刺、痤疮，痤疮的部位多在面颊外侧或额头、下颌部位。更有甚者会鼻部红赤，或出现酒糟鼻
手诊	手背、手掌皮肤油脂分泌旺盛，掌形多厚实，指掌丘饱满，手温高，手掌颜色发红，或者大、小鱼际部位有红色斑点
舌诊	舌质红，特别是舌头两边肝胆区发红，苔黄腻
痧诊	刮痧时容易出痧，且痧量多，痧色鲜红或暗红，伴有明显疼痛、沙砾、结节等阳性反应。在肝胆、脾胃脊椎对应区和体表投影区，会快速出现痧斑，并伴有疼痛。如果拔罐，罐体内会有水雾或水珠，甚至皮肤会出现水疱，严重者水疱内有黄色的液体

湿热体质的刮痧保健

　　湿热体质者要利湿清热，最适合刮痧配合拔罐保健。刮痧擅长清热解毒，可宣泄体内过盛的热邪；拔罐擅长利湿清热，祛除体内的湿热之邪。刮痧加拔罐，让湿和热分家，分而治之，湿热易被消除，还清爽的体内环境。内环境湿热清除，阴阳平衡，自然不会心急气躁了。当然还要注意少食辛辣、过甜、油腻之物，保持心情舒畅。湿热体质者春夏季节更要加强刮痧保健。

刮痧部位

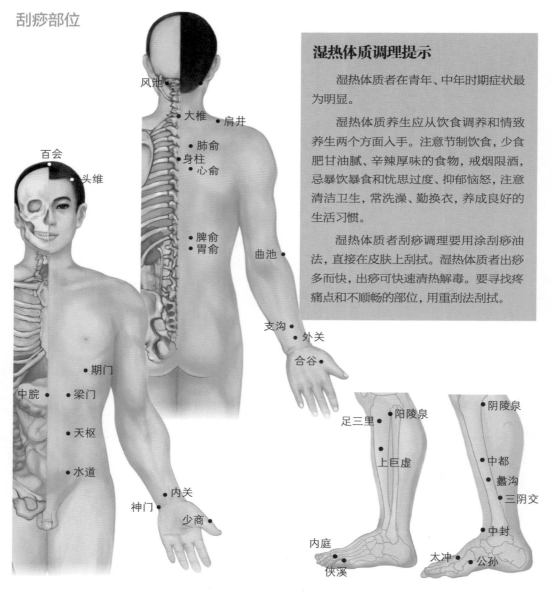

湿热体质调理提示

　　湿热体质者在青年、中年时期症状最为明显。

　　湿热体质养生应从饮食调养和情致养生两个方面入手。注意节制饮食，少食肥甘油腻、辛辣厚味的食物，戒烟限酒，忌暴饮暴食和忧思过度、抑郁恼怒，注意清洁卫生，常洗澡、勤换衣，养成良好的生活习惯。

　　湿热体质者刮痧调理要用涂刮痧油法，直接在皮肤上刮拭。湿热体质者出痧多而快，出痧可快速清热解毒。要寻找疼痛点和不顺畅的部位，用重刮法刮拭。

1. 清热利湿，改善内环境

刮拭方法

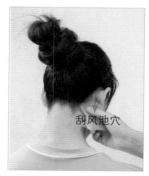

刮风池穴

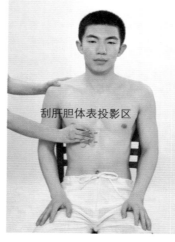

刮肝胆体表投影区

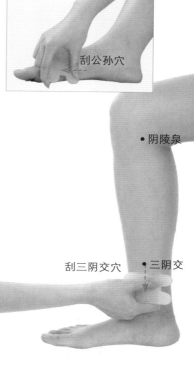

刮公孙穴

• 阴陵泉

刮三阴交穴 • 三阴交

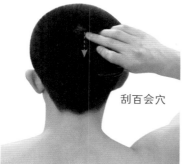

刮百会穴

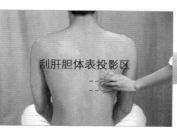

刮肝胆体表投影区

方法 1： 用按压力大的重刮法按梳头顺序刮拭全头，单角刮法重点刮拭督脉百会穴、头维穴、风池穴。每天刮拭 1 次，每次刮 20~30 下。疏风散热，平衡阴阳，对于湿热导致的头晕、头痛、失眠等症有一定的调理功效。

方法 2： 用平刮法从内向外刮拭右胸胁部和右背部肝胆体表投影区，刮拭左胸胁部、左背部脾脏和胰腺体表投影区。隔衣刮拭，每天刮拭 1 次，每次刮 20~30 下。可疏肝利胆，健运脾胃，改善湿热体质的内环境。

方法 3： 用平刮法从上到下刮拭胃经足三里穴，脾经的阴陵泉穴、三阴交穴、公孙穴。每天刮拭 1 次，每次刮 20~30 下。可健脾胃，清热利湿。

2. 改善湿热引起的症状

刮拭方法

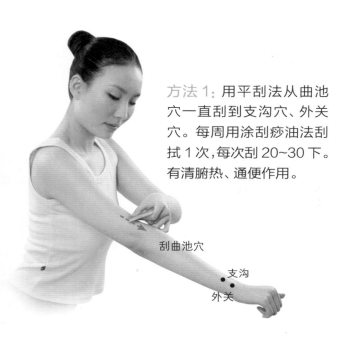

方法 1：用平刮法从曲池穴一直刮到支沟穴、外关穴。每周用涂刮痧油法刮拭 1 次，每次刮 20~30 下。有清腑热、通便作用。

刮曲池穴

支沟

外关

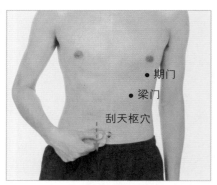

期门

梁门

刮天枢穴

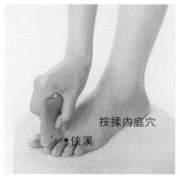

按揉内庭穴

侠溪

方法 3：用面刮法从上向下刮拭腹部期门穴、梁门穴、天枢穴，下肢阳陵泉穴、上巨虚穴，用垂直按揉法按揉内庭穴、侠溪穴。用涂刮痧油法每周刮拭 1 次，每次刮 20~30 下。可清肝胆、肠胃内热，对于湿热导致胁肋胀闷、腹胀痛、口臭、便秘、烦躁有效。

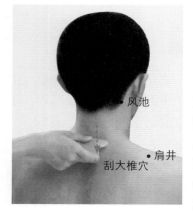

风池

肩井

刮大椎穴

方法 2：用单角刮法刮拭颈部风池穴，用面刮法从上向下刮拭大椎穴，从内向外刮拭肩井穴。用涂刮痧油法刮拭，每周刮拭 1 次，每次刮 20~30 下。可改善面部痤疮、口舌生疮、口臭等内热症状。

3. 湿热体质的刮痧搭档

运用拔罐疗法既可以祛湿,也可以诊断体内湿气的盛衰。拔罐后罐体内水雾越多,湿气越重。水雾一出,湿气被迅速排除。若拔罐时间过长,皮肤上还会出现水疱。出现水疱后要消毒皮肤,用无菌针刺破水疱,排除液体,预防感染。

具体方法

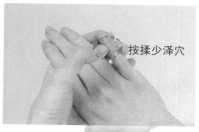

按揉少泽穴

按揉太冲穴

内庭

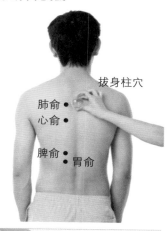

拔身柱穴

肺俞

心俞

脾俞　胃俞

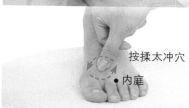

方法2:按摩可清热除烦。泻火清热按揉内庭穴、太冲穴、合谷穴、少泽穴,每次按揉20~30下,每天可点按1次。清热除烦按揉内关穴、神门穴,每次可按揉20~30下,每天按揉1次。

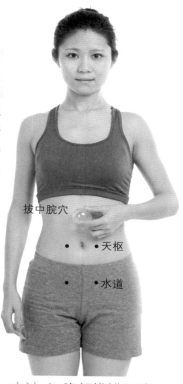

拔中脘穴

天枢

水道

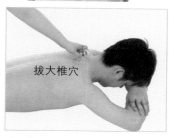

拔大椎穴

方法1:背部拔罐可清热祛湿。根据湿邪所在的部位,选取背部相对应区域的膀胱经俞穴进行拔罐。一般头面部、上焦的病症选大椎穴、身柱穴、心俞穴、肺俞穴,下焦的湿热选腰部以下的膀胱经俞穴。但是无论是哪里的湿热都要加上脾俞穴、胃俞穴。每周1次,每次留罐10~15分钟。

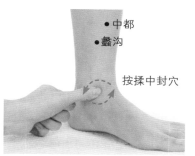

中都

蠡沟

按揉中封穴

方法3:按摩下肢经穴,可清利下焦湿热。对中都穴、蠡沟穴、中封穴进行按揉,每次可按揉20~30下,每天可按揉1次。

方法4:腹部拔罐可清热祛湿。腹部中脘穴、天枢穴、水道穴拔罐。每周1次,每次留罐10~15分钟。

快速判断血瘀体质

　　血瘀体质的人，体形一般都偏瘦，皮肤偏暗或有色素沉着，容易出现瘀斑。发质多干枯，还非常容易脱发。如果是女性，多数都会有痛经、经色紫黑有血块，闭经较早等现象。中年以后还会比较早地出现健忘、记忆力下降，有时会心烦。容易患肿瘤、疼痛性病症、出血症、心脑血管疾病。

简便四法判断血瘀体质

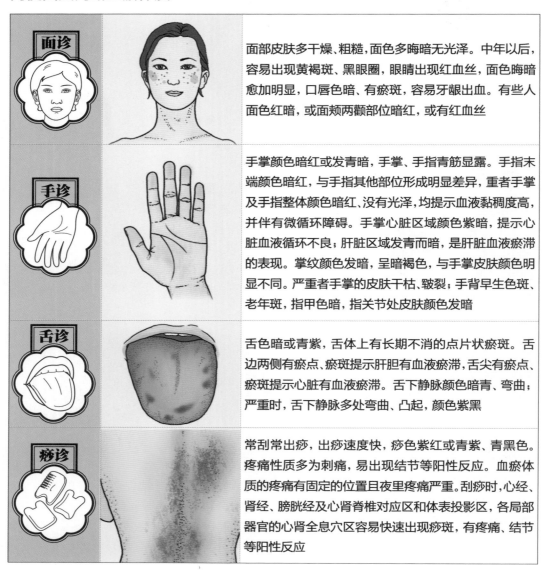

面诊		面部皮肤多干燥、粗糙，面色多晦暗无光泽。中年以后，容易出现黄褐斑、黑眼圈，眼睛出现红血丝，面色晦暗愈加明显，口唇色暗、有瘀斑，容易牙龈出血。有些人面色红暗，或面颊两颧部位暗红，或有红血丝
手诊		手掌颜色暗红或发青暗，手掌、手指青筋显露。手指末端颜色暗红，与手指其他部位形成明显差异，重者手掌及手指整体颜色暗红、没有光泽，均提示血液黏稠度高，并伴有微循环障碍。手掌心脏区域颜色紫暗，提示心脏血液循环不良；肝脏区域发青而暗，是肝脏血液瘀滞的表现。掌纹颜色发暗，呈暗褐色，与手掌皮肤颜色明显不同。严重者手掌的皮肤干枯、皲裂；手背早生色斑、老年斑，指甲色暗，指关节处皮肤颜色发暗
舌诊		舌色暗或青紫，舌体上有长期不消的点片状瘀斑。舌边两侧有瘀点、瘀斑提示肝胆有血液瘀滞，舌尖有瘀点、瘀斑提示心脏有血液瘀滞。舌下静脉颜色暗青、弯曲；严重时，舌下静脉多处弯曲、凸起，颜色紫黑
痧诊		常刮常出痧，出痧速度快，痧色紫红或青紫、青黑色。疼痛性质多为刺痛，易出现结节等阳性反应。血瘀体质的疼痛有固定的位置且夜里疼痛严重。刮痧时，心经、肾经、膀胱经及心肾脊椎对应区和体表投影区，各局部器官的心肾全息穴区容易快速出现痧斑，有疼痛、结节等阳性反应

血瘀体质的刮痧保健

血瘀体质者最适合刮痧保健。经常刮痧，能够活血化瘀，清洁、净化血液，改善各脏腑器官因血液循环不畅引起的气血瘀滞症状。经常刮痧还能及时疏通经络，活血化瘀，防微杜渐，预防血瘀体质的易发疾病，促进血瘀病症的康复。血瘀体质者冬季更要加强刮痧保健。

刮拭部位

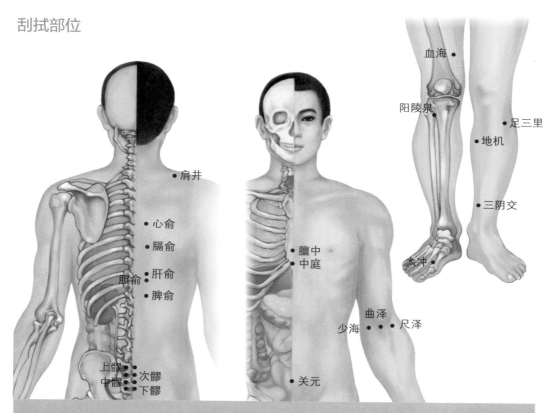

血瘀体质调理提示

血瘀体质者在青少年时期症状不明显，中年以后症状逐渐出现，年龄越大，症状越显著。

血瘀体质者养生要做到预防为主，青少年时护卫阳气，青年时期就开始注意不要过劳，防寒保暖和保持心情愉快，经常预防性地活血化瘀。

每次刮痧均有紫红、暗青色痧斑，伴有明显疼痛感时应到医院做进一步的检查，及时发现潜在的体内病理变化，必要时综合治疗。

血瘀体质者的血脉瘀滞，多是气虚血瘀，或气滞血瘀，或寒凝血瘀。体虚是本，因此刮痧化瘀时要维护正气，每次刮痧不要出痧太多，刮拭部位也不要太多，要分批逐渐化瘀。

1. 行气活血，预防血脉瘀滞

刮拭方法

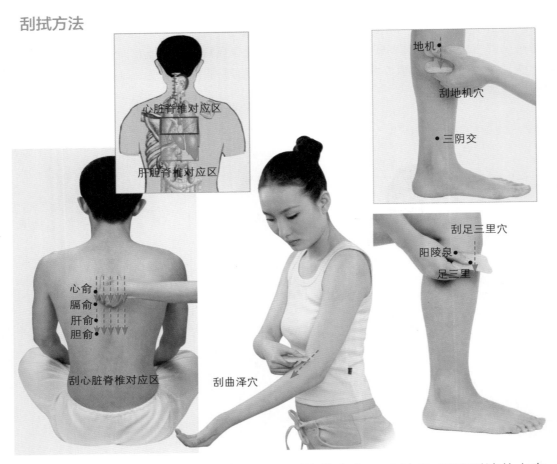

心脏脊椎对应区

肝胆脊椎对应区

地机

刮地机穴

三阴交

心俞
膈俞
肝俞
胆俞

刮心脏脊椎对应区

刮曲泽穴

刮足三里穴

阳陵泉

足三里

方法 1：用面刮法或者双角刮法从上向下刮拭心脏脊椎对应区（第 4~8 胸椎及两侧 3 寸宽的范围）、肝胆脊椎对应区（第 5~10 胸椎及两侧 3 寸宽的范围），重点刮拭心俞穴至膈俞穴、肝俞穴、胆俞穴。每 2~4 周 1 次，每次刮拭 20~30 下。有行气活血，清洁、净化血液，预防血脉瘀滞的作用。

方法 2：用面刮法从上向下刮拭上肢肘窝曲泽穴、少海穴、尺泽穴，或定期（3~6 个月）用拍打法拍打此处。从上向下刮拭下肢脾经血海穴、胃经足三里穴。每周用涂刮痧油法刮拭 1 次，每次刮 20~30 下。活血化瘀，理气通络，养血安神，预防血瘀体质的易发疾病。

方法 3：用面刮法从上向下刮拭下肢的阳陵泉穴、足三里穴、地机穴、三阴交穴，用垂直按揉法刮拭太冲穴。用涂刮痧油法进行刮拭，每周刮拭 1 次，每次刮 20~30 下。益气健脾，行气活血。

2. 活血化瘀，防治血瘀病症

刮拭方法

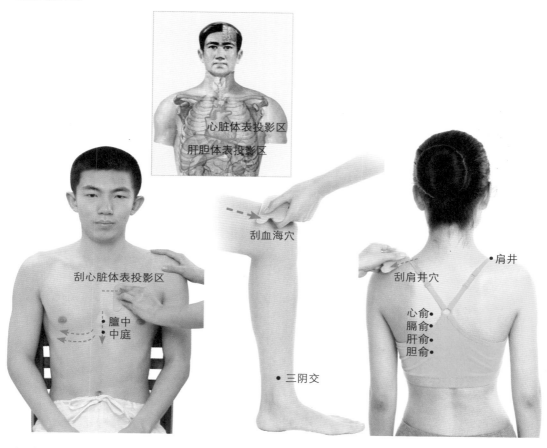

心脏体表投影区
肝胆体表投影区

刮心脏体表投影区
·膻中
·中庭

刮血海穴
·三阴交

·肩井
刮肩井穴
心俞·
膈俞·
肝俞·
胆俞·

方法 1：用平刮法沿肋骨走向，从正中向左刮拭胸部心脏体表投影区，向右刮拭胁肋部肝胆体表投影区。用单角刮法从上向下刮拭膻中穴至中庭穴。每周用涂刮痧油法刮拭 1 次，每次刮 20~30 下。疏肝理气，养心安神，疏通经络，可改善气滞血瘀所致的心悸气短、胸闷、心痛。

方法 2：用面刮法从上向下刮拭背部八髎穴，下肢血海穴、三阴交穴，每周 1 次，每次刮拭 20~30 下，可改善血脉瘀滞引起的月经周期后延，血块多，痛经症状。

方法 3：用面刮法从上向下刮拭背部肩井穴、心俞穴、膈俞穴、肝俞穴、胆俞穴，每周 1 次，每次刮拭 20~30 下，可预防和治疗面部黄褐斑，以及血脉瘀滞引起的各种病症。

3. 血瘀体质的刮痧搭档

刮痧的同时，配合按摩、艾灸扶助正气，温通气血。血瘀部位较深者，可配合拔罐用负压的吸拔之力化解深部瘀血。体寒瘀血者应配合艾灸温补阳气，温通化瘀；体虚瘀血者可在刮痧间隔期配合补法按摩益气活血。

具体方法

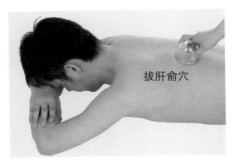

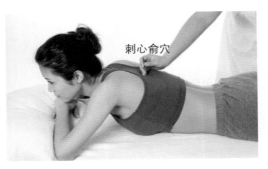

刺心俞穴

拔肝俞穴

方法 1： 除湿解毒化瘀。在背部的脾俞穴、肝俞穴、膈俞穴上拔罐。留罐 5~10 分钟，每 2~4 周拔 1 次。

方法 2： 刺络放血法快速化瘀。消毒背部膀胱经膈俞穴、心俞穴处皮肤，用一次性无菌刺血针刺络放血。瘀血症状明显时，每周 1 次，连放 2 周。

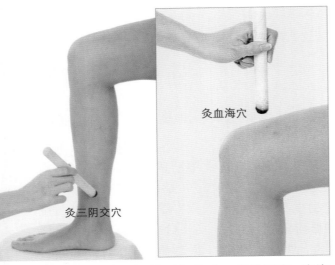

灸血海穴

灸三阴交穴

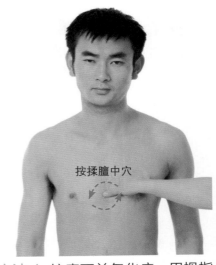

按揉膻中穴

方法 3： 艾灸可温补元气化瘀。灸关元穴、血海穴和三阴交穴，每天温灸 15~30 分钟。

方法 4： 按摩可益气化瘀。用拇指指腹对膻中穴进行按揉，每次可以按揉 3~5 分钟，每天可按揉 2 次。

快速判断气郁体质

气郁体质的人，性格比较内向，情感脆弱，情绪不稳定，性格忧郁、敏感多虑，总爱叹气，对精神刺激适应能力差。容易患神经衰弱、癔症、抑郁症、失眠、慢性咽炎、乳腺增生等。

简便四法判断气郁体质

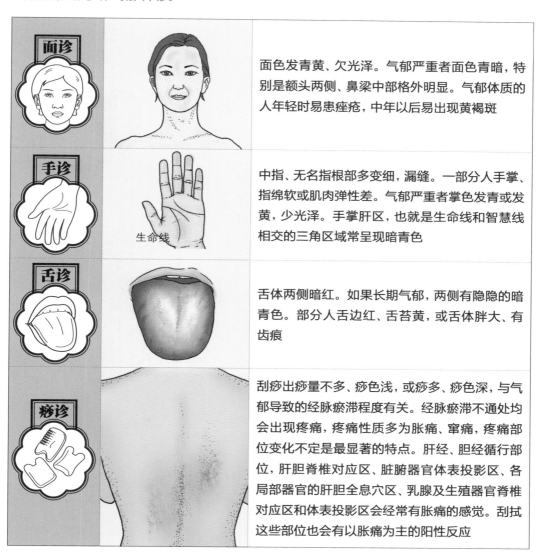

面诊
面色发青黄、欠光泽。气郁严重者面色青暗，特别是额头两侧、鼻梁中部格外明显。气郁体质的人年轻时易患痤疮，中年以后易出现黄褐斑

手诊
生命线
中指、无名指根部多变细，漏缝。一部分人手掌、指绵软或肌肉弹性差。气郁严重者掌色发青或发黄，少光泽。手掌肝区，也就是生命线和智慧线相交的三角区域常呈现暗青色

舌诊
舌体两侧暗红。如果长期气郁，两侧有隐隐的暗青色。部分人舌边红、舌苔黄，或舌体胖大、有齿痕

痧诊
刮痧出痧量不多、痧色浅，或痧多、痧色深，与气郁导致的经脉瘀滞程度有关。经脉瘀滞不通处均会出现疼痛，疼痛性质多为胀痛、窜痛，疼痛部位变化不定是最显著的特点。肝经、胆经循行部位，肝胆脊椎对应区、脏腑器官体表投影区、各局部器官的肝胆全息穴区、乳腺及生殖器官脊椎对应区和体表投影区会经常有胀痛的感觉。刮拭这些部位也会有以胀痛为主的阳性反应

气郁体质的刮痧保健

刮痧具有快速疏通经络的效果，因此很适合气郁体质的人疏肝解郁，畅通气血。气郁体质者的刮痧保健可以疏肝利胆，解郁除烦，行气活血，促进体内气机调畅；还可以改善气郁体质因机体气机郁滞而引起的各脏腑器官气机失调症状。经常刮痧，可预防气郁体质的好发疾病，促进气郁病症的康复。

刮拭部位

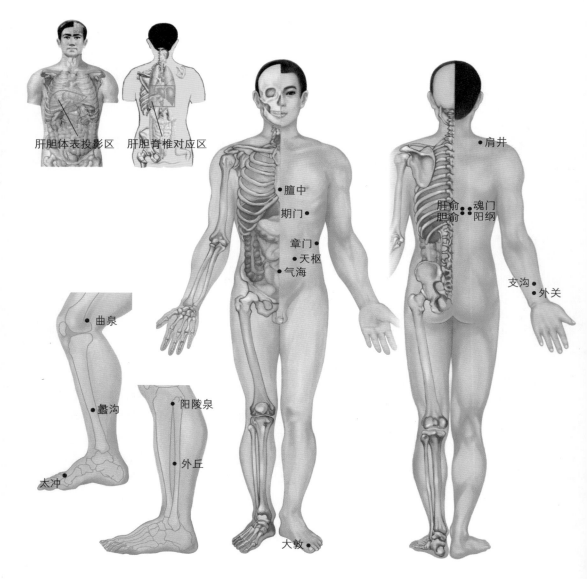

肝胆体表投影区　　肝胆脊椎对应区

膻中
期门
章门
天枢
气海

曲泉
蠡沟
太冲

阳陵泉
外丘

大敦

肩井

肝俞　魂门
胆俞　阳纲

支沟　外关

1. 疏肝理气，预防疾病

刮拭方法

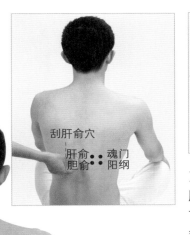

刮肝俞穴

肝俞　　魂门
胆俞　　阳纲

按揉手掌肝胆全息穴区

肝胆全息穴区

方法 3：用平面按揉法按揉手掌和足上的肝胆全息穴区。每天 1 次，每次按揉 20~30 下。疏肝理气，有助于预防肝胆疾病，另外对于肝气不疏导致的各种不适症也能起到一定的调理功效。

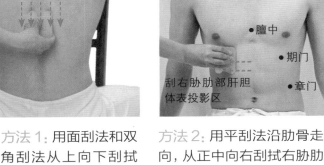

刮肝胆脊椎对应区

膻中

期门

刮右胁肋部肝胆体表投影区

章门

方法 1：用面刮法和双角刮法从上向下刮拭背部肝胆脊椎对应区（第 5~10 胸椎及两侧 3 寸宽的范围）。重点刮拭膀胱经肝俞穴至胆俞穴、魂门穴至阳纲穴。用涂刮痧油法每 2~4 周刮拭 1 次，每次刮 20~30 下。疏肝理气，可有效缓解肝气不疏导致的胸闷、心烦等症。

方法 2：用平刮法沿肋骨走向，从正中向右刮拭右胁肋部和右背部肝胆体表投影区，重点刮拭肝经期门穴、章门穴。用单角刮法从上向下刮拭任脉膻中穴。隔衣刮拭，每天刮拭 1 次，每次刮 20~30 下。健脾疏肝，理气活血，预防肝郁气滞引起的各种症状。

气郁体质调理提示

　　气郁体质者的性格特点在青少年时期就会有所表现，如果不能及早发现，早期调理，随年龄增长，越加明显，对身体伤害逐渐严重。

　　气郁体质者的养生重在养肝血、护肝阴，调情致，保持心情舒畅。善于给自己减压、减负，学会宣泄不良情绪。

　　气郁体质根据身体状况不同，有虚实之分。气郁导致血瘀者，刮拭出痧多，出痧快；单纯气郁，血脉无明显瘀滞者，出痧少，或不出痧，仅以刮拭部位胀痛为主。对于不易出痧者，只要毛孔微微张开或局部发热即可停止刮拭。春季更要加强刮痧保健。

2. 行气解郁，清热止痛

刮拭方法

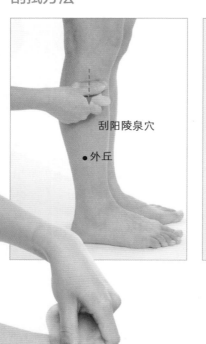

刮阳陵泉穴
· 外丘

刮曲泉穴
· 蠡沟

支沟 · · 外关
刮支沟穴

刮气海穴

方法 1：从上向下刮拭上肢三焦经支沟穴至外关穴，下肢胆经阳陵泉穴至外丘穴，肝经曲泉穴至蠡沟穴。用涂刮痧油法每周刮拭 1 次，每次刮 20~30 下。疏风散热，疏肝理气。对肝气不疏、气郁化热导致的头痛、目赤及月经不调均能起到一定的调理作用。

刮痧提示

绕脐痛——刮拭神阙穴、天枢穴、水分穴、气海穴、下巨虚穴

小腹痛——刮拭曲骨穴、中极穴、归来穴、气冲穴、三阴交穴、照海穴

少腹痛——刮拭维道穴、冲门穴

方法 2：用面刮法从上向下刮拭腹部天枢穴、气海穴，下肢曲泉穴、阳陵泉穴，垂直按揉太冲穴，可缓解气滞引起的腹胀痛。

3. 气郁体质的刮痧搭档

气郁体质且身体比较虚弱的人，首选按摩。按摩和刮痧一样，都具有疏通经络的功效，只是见效比刮痧缓慢。气郁症状比较严重，特别是有热象的时候，首选刮痧。当气郁的程度和热象得到缓解，刮拭已经不出痧时，就可以改为按摩。

体内环境偏寒者可配合艾灸温补行气解郁。

具体方法

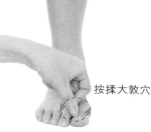

按揉大敦穴

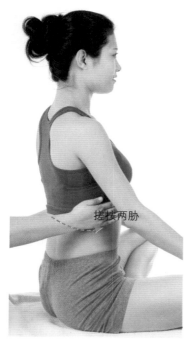

搓按两胁

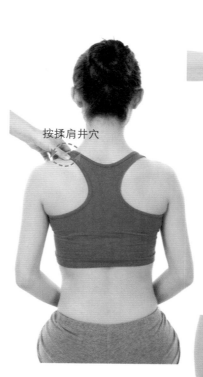

按揉肩井穴

方法 3： 按揉大敦穴、曲泉穴，可养肝疏肝。用大拇指反复按揉大敦穴、曲泉穴，每天 1 次，每次 20~30 下。

方法 4： 艾灸下肢内侧大敦穴、曲泉穴，每天 1 次，每次 15~20 分钟。艾灸大敦穴、曲泉穴可行气散寒。

灸大敦穴

方法 1： 搓按两胁可疏肝解郁。两手掌横向平贴在两胁部，十指相对，从腋下沿肋骨走向在胃脘部来回搓。每天 1 次，每次 30~50 下，局部有温热感最好。

方法 2： 按揉肩井穴，可行气通络。用大拇指或 4 指对背部的肩井穴进行按揉。每天 1 次，每次 20~30 下。

特禀体质的刮痧保健

有的人会对一些东西过敏，如花粉、尘螨、染发剂、化妆品，有的人则精神一紧张就会全身起疹子，这些人常常被称为过敏体质者，在中医上叫作特禀体质，与遗传有关。虽然其表现各异，但是根源在于肝、肾和肺的失衡，把这3个脏器调养好了，体质就能得到改善。

特禀体质者的手部、舌头都没有什么明显的共性，面色在不发病的时候也都正常。但是，一旦遇到气候变化或过敏源，有的人面部会出现红斑、丘疹，有的人面色苍白、欠光泽，还有的人面色、唇色都变得青紫。

刮拭部位

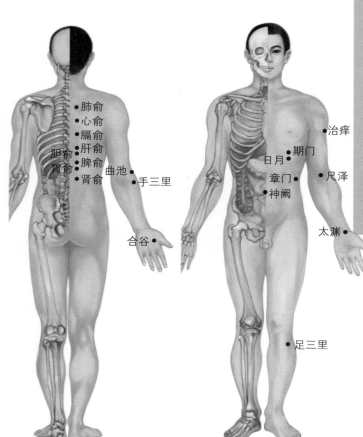

肺俞
心俞
膈俞
肝俞
胆俞
脾俞
胃俞
肾俞
曲池
手三里
合谷

治痒
日月　期门
章门　尺泽
神阙
太渊
足三里

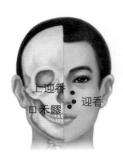

上迎香
迎香
口禾髎

1. 增强免疫力，防治各种过敏病症

刮拭方法

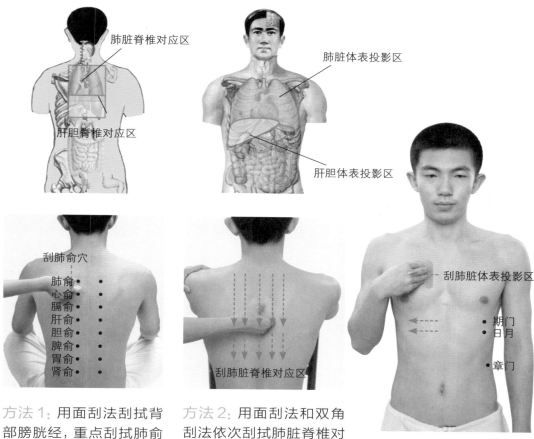

方法1：用面刮法刮拭背部膀胱经，重点刮拭肺俞穴、心俞穴、膈俞穴、肝俞穴、胆俞穴、脾俞穴、胃俞穴、肾俞穴。用隔衣刮拭法每周刮拭1次，每次刮拭20~30下。无论体质寒热，都可以进行刮拭，可调整脏腑，增强身体免疫力，预防过敏症的发生。

方法2：用面刮法和双角刮法依次刮拭肺脏脊椎对应区（第1~9胸椎及两侧3寸宽的范围）、肝胆脊椎对应区（第5~10胸椎及两侧3寸宽的范围）。用隔衣刮拭法每周刮拭1次，每次刮拭20~30下。可益气疏肝，促进肝脏的排毒能力，起到预防过敏的作用。

方法3：用平刮法由内向外分别沿肋骨走向缓慢刮拭胸部两侧肺脏体表投影区和右胁肋部肝胆体表投影区。用平刮法从正中向两侧刮拭胸腹部期门穴、日月穴、章门穴。隔衣刮拭，每周1次，益气，疏肝健脾，增强肺、肝胆的生理功能，预防过敏症的发生。

2. 泻火清热，预防过敏症

刮拭方法

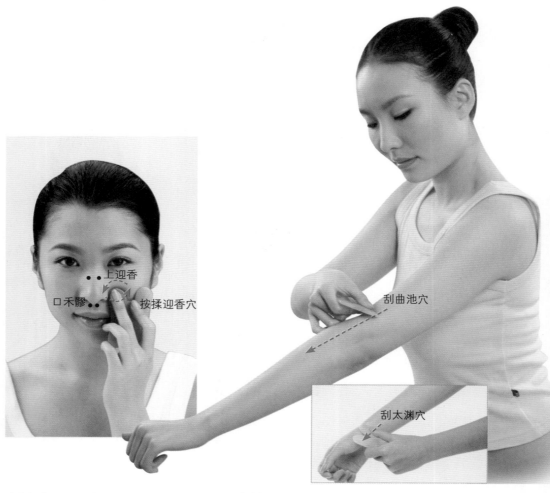

上迎香

口禾髎

按揉迎香穴

刮曲池穴

刮太渊穴

方法 1：用刮痧板平面按揉迎香穴、上迎香穴和口禾髎穴，每天 1 次，每次刮 20~30 下。可以预防和减轻鼻部过敏症。

方法 2：用面刮法沿手臂的经脉循行部位，刮拭肺经和大肠经，重点刮拭曲池穴、尺泽穴、太渊穴。每周用涂油法刮拭 1 次，每次刮拭 20~30 下，可泻火清热，增强肺脏抗御内外邪气的作用，预防各种过敏症，比较适合体质偏热的过敏体质者。

3. 特禀体质者的刮痧搭档

特禀体质者进行刮痧要分清寒热虚实。对于偏虚寒体质的人，要用补法快速进行刮拭，力度不能太重，刮到皮肤局部微微发热即可。宜配合艾灸疗法温散寒邪。对于体内环境偏热的人，最适合刮痧，过敏症状明显时，还可以辅以拔罐疗法祛除体内的湿气。体虚者平时可用按摩疗法扶助正气。

具体方法

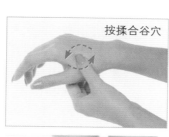

按揉合谷穴

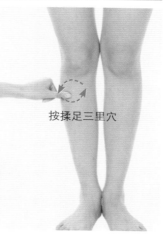

按揉足三里穴

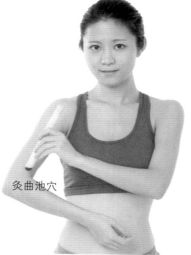

灸曲池穴

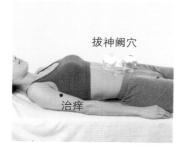

拔神阙穴

治痒

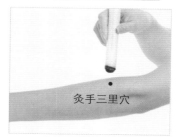

灸手三里穴

方法1：在神阙穴、治痒穴拔罐缓解皮肤过敏症。在神阙穴、上肢治痒穴拔罐，留罐10~15分钟，1天1次。

方法2：按摩足三里穴、合谷穴抗过敏。将大拇指放在合谷穴、足三里穴处，反复对穴位按揉即可，每次可按揉5~10分钟，每天1~2次。

方法3：艾灸曲池穴、手三里穴防治皮肤过敏。用温和灸的方法。将艾条点燃，距离曲池穴、手三里穴2~3厘米处进行艾灸，每次艾灸10~15分钟，每天艾灸1次。适合体寒的特禀体质。

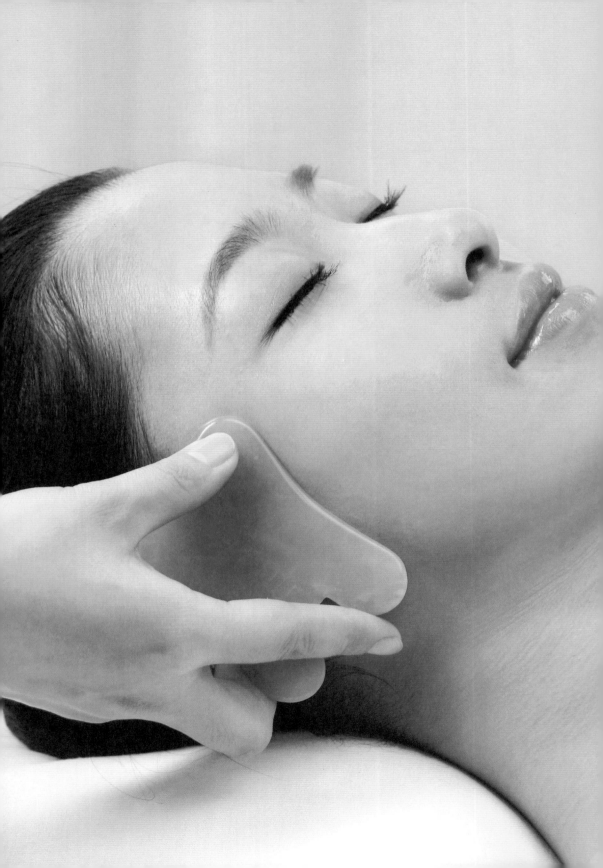

第五章

从头到脚各部位刮痧保健法

　　人体是一个统一的整体，从表到里各部位、各脏腑、各组织、各器官密切相连，整体的病变会在局部器官上有所反映，局部器官的健康状况也会对全身健康产生影响。所以刮拭局部器官的经脉和全身穴区，既可以增强该器官功能，又对整体有保健作用。

头部刮痧保健

头部大脑是中枢神经所在。中医认为，"头为诸阳之会"，即人体经脉中所有的阳经均上达于头部。经络是气血运行的通道，也是脏腑之间、五官九窍、四肢百骸相互联系的纽带。通过经脉的连接作用，头部可以反映脏腑的健康状况。生物全息理论认为，头部有对应全身各脏腑器官的全息穴区，为此对头部进行刮痧，可以疏通阳经，畅达阳气，同时对于与阳经所连属的脏腑也能起到一定的保健疗效，诸如胃、大肠、小肠、膀胱、胆，另外肝经也循行于头部，所以刮拭头部也能养肝、疏肝。

每天可刮拭全头 1~2 次，每次每个部位刮 20~30 下，补法刮痧振奋阳气，有助于改善因脏腑虚弱导致的健忘失眠、头晕心悸、耳鸣眼花、精神萎靡、腰膝酸软、夜尿频多或遗尿等症。用重刮法刮拭头部，可以宣泄体内的风热之邪，活血化瘀，治疗头痛、头晕等症。

刮拭部位

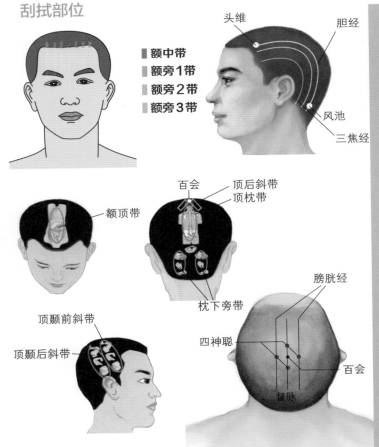

■ 额中带
■ 额旁1带
■ 额旁2带
■ 额旁3带

头维
胆经
风池
三焦经

百会
顶后斜带
顶枕带
额顶带

枕下旁带

顶颞前斜带
顶颞后斜带

膀胱经
四神聪
百会
督脉

刮痧要点提示

1. 头部刮痧保健用水牛角刮痧板梳，刮拭时要有向头皮下的按压力。气血不足的虚证，或患有动脉硬化及糖尿病者，按压力要适当减小。

2. 头部刮痧不需要涂刮痧油，但头发稀少者，可涂少量刮痧油，每个部位刮至头皮微热为宜。

3. 头部刮痧宜每天 1~2 次，在早晨或大脑疲劳时进行，不宜在临睡前刮拭，以免增加神经兴奋性，不易入睡。

4. 头部刮痧应注意寻找和消除疼痛、结节等阳性反应，保健效果更好。

5. 头皮有疖肿、毛囊炎者要避开刮拭。

刮拭方法

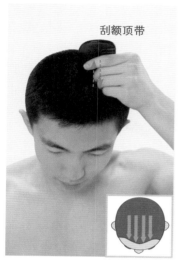

刮额顶带

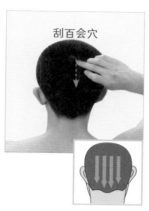

刮百会穴

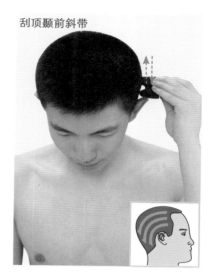

刮顶颞前斜带

方法 1：**刮拭全息穴区**

先用厉刮法刮拭前头部额中带，再依次刮拭左右额旁 1 带、额旁 2 带、额旁 3 带，头顶部额顶带，后头部的顶后斜带、顶枕带、枕下旁带，最后刮拭侧头部的顶颞前斜带、顶颞后斜带，也可以根据需要确定刮拭顺序。每次各全息穴区刮拭 10~15 下。头部全息穴区分别对应全身各脏腑器官，有保健脏腑、脊椎、四肢关节的作用。

方法 2：**刮拭头部经脉**

①梳头法刮拭：按日常梳头的顺序，用面刮法依照发型的自然方向刮拭头部各经脉。每次每个部位刮拭 20~30 下。

②分部位刮拭：用牛角梳以面刮法按头顶、后头、侧头部的顺序刮拭全头。最后用单角刮法刮拭百会穴、头维穴、四神聪穴、风池穴。每周刮拭 1 次，每次各部位刮拭 20~30 下。

③放射状刮拭：以百会穴为中心，先用单角刮法刮拭百会穴 10 下，再以百会穴为中心分别向四周做放射性刮拭，每个部位刮拭 20~30 下。此法适用于体壮、热邪、火毒上冲、肝阳上亢引起的头痛、头胀、头晕，可快速缓解症状。

面部刮痧保健

面部是脏腑健康状况的一面镜子。因为面部循行的经络众多，同时也是整个身体的全息缩影，面部气色形态的微小改变，可以透露身体的健康秘密。

面部刮痧保健要求不出痧而通经络，因此刮痧时必须涂足量的美容刮痧乳，要求刮痧板尽量紧贴皮肤，夹角小于15度，速度缓慢，按压力均匀柔和，不可快速、强力蛮刮。坚持每周做一次面部刮痧保健，可以滋润皮肤、延缓衰老、美白淡斑、减少皱纹，达到美容的效果，又有五官保健和间接保健脏腑的作用。

刮拭部位

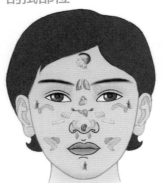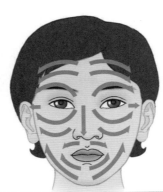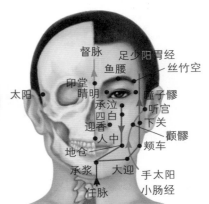

刮痧要点提示

1. 面部刮痧保健要用专用玉石美容刮痧板，一定要涂美容刮痧乳以保护皮肤，不要用液体的润滑剂以防润滑剂流入眼睛、耳朵、口腔里，更不能不涂润滑剂干刮。

2. 面部刮痧保健按额头、眼周、面颊、口唇、鼻部、下颌区的顺序刮拭。鼻部自上向下刮拭，各区先从中间平面按揉穴位开始，然后一律按图示从内向外上方刮拭。

3. 面部为五官所在，解剖形态复杂。为避免刮出痧，影响美观，应用美容刮痧板顺应肌肉纹理和骨骼形态，刮痧板紧贴皮肤，角度小于15度（睛明穴用垂直按揉法），以面部美容的平刮法、推刮法、按揉法和揉刮法、提拉法刮拭。刮痧手法宜非常缓慢柔和，速度均匀，按压力渗透至皮下的软组织。不可快速、强力刮拭。每个部位根据需要刮拭5~15下，刮至皮肤微热或潮红即可。

4. 刮拭时应避开面部痤疮、炎症、血丝处。

5. 孕期禁刮人中穴、承浆穴；贫血者不宜做面部刮痧。

6. 刮痧前应先以温水洗净妆容，刮痧后也要用温水洁面，半小时后再到室外活动。如要敷面膜，应先将面膜加温。

刮拭方法

方法1：**面部养颜刮痧**

　　将足量的专用美容刮痧乳均匀涂敷后，应用速度慢、按压力小、刮痧板与皮肤之间夹角小于15度的平刮法，按额头区、眼周区、面颊区、口唇区、鼻区、下颌区的顺序，从内向外缓慢刮拭。在刮拭过程中，注意寻找疼痛点、结节等阳性反应。阳性反应区域可以每次刮拭5~10下（刮拭次数只是个参考，以被刮拭者皮肤微热、潮红、不出痧为度）。

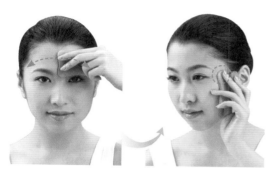
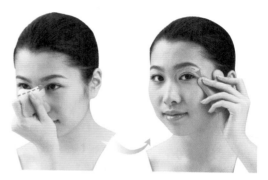

1. 额头区：先以刮痧板角部平面按揉额正中头区。然后用短弧边以平刮法从额头正中向两侧刮拭。再平面按揉咽喉区，以平刮法向两侧刮至太阳穴。最后以平面按揉太阳穴结束。

2. 眼周区：先用刮痧板角部垂直按揉睛明穴。然后用长弧边以平刮法从睛明穴沿上眼眶刮至外眼角瞳子髎穴，并以平面按揉法按揉瞳子髎穴结束上眼眶刮拭。再以同样的方法刮拭下眼眶。

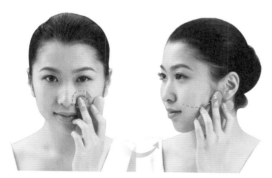
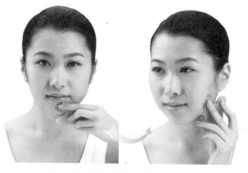

3. 面颊区：平面按揉上迎香穴，经承泣、四白穴向外刮至太阳穴，按揉太阳穴。再平面按揉迎香穴，用刮痧板长弧边沿颧骨下缘经颧髎穴平刮至下关穴、听宫穴，平面按揉下关穴、听宫穴。

4. 口唇区：平面按揉上唇正中人中穴，以平刮法向两侧刮至嘴角地仓穴，平面按揉地仓穴结束。再平面按揉下颌正中承浆穴，以平刮法向两侧刮过地仓穴，至颊车穴，以平面按揉颊车穴结束。

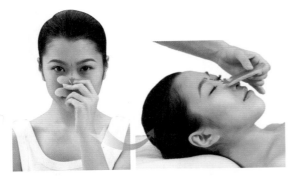

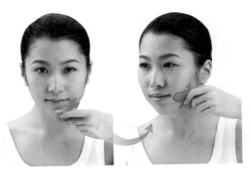

5. 鼻区：用刮痧板长弧边以平刮法从上自下刮拭整个鼻梁，最后将刮痧板凹槽骑跨在鼻梁上，用两角部刮拭两侧胆区、胰腺区、鼻翼。

6. 下颌区：用刮痧板凹槽骑跨在下颌骨处，从中间向两侧刮拭至下颌角上缘结束。

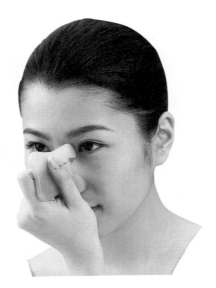

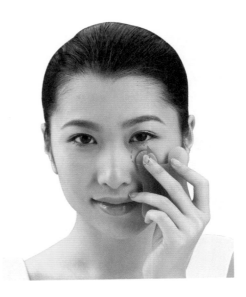

方法2：穴位美容刮痧法

　　用垂直按揉法按揉睛明穴。每周刮拭 1 次，每次按揉 5~10 下。有明目功效。用平面按揉法依次按揉鱼腰穴、丝竹空穴、瞳子髎穴、太阳穴、印堂穴、承泣穴、四白穴、下关穴、听宫穴、颧髎穴、迎香穴、人中穴、承浆穴、地仓穴、大迎穴、颊车穴及各脏腑器官的全息穴区。每周按揉 1 次，每次各穴按揉 5~10 下。

方法 3：**收紧、提升肌肤法**

以面部美容刮痧的摩刮法按从下向上的顺序摩面，即将刮痧板平贴在皮肤上，将按压力渗透至面部肌肉深部，自下颌部向内上方均匀、缓慢、柔和地连续做弧线旋转移动刮拭。再以提拉法从下至上，分别从下颌、上下唇中线和口角、鼻旁、眼角处依次向外上方提升刮拭，可收紧肌肤、预防下垂。

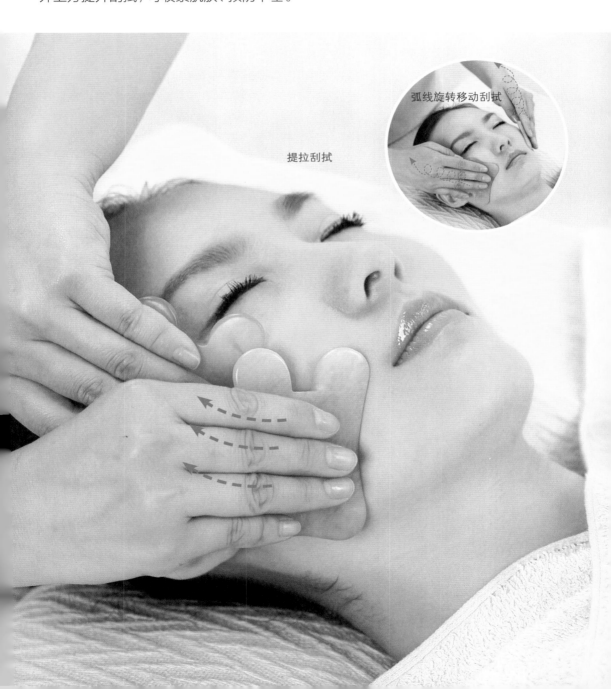

提拉刮拭

弧线旋转移动刮拭

颈部刮痧保健

颈部要支撑并维持头部的灵活转动，因此颈椎关节的活动量很大，用力过猛时易受损伤。人在工作和学习时，颈部经常较长时间保持某一个固定姿势，肌肉极易劳损。颈部暴露在外，容易感受风寒之邪。颈椎是头颈部的对应区，颈部有多条经脉通过。颈部的这些损伤均会影响颈部气血的运行，不仅会使颈部不适，还会影响咽喉、气管、食管、大脑五官或躯干脏腑的功能活动。因此颈部保健极为重要。

颈部保健应注意保暖，需要长期保持某个姿势时，要有间隔地活动颈部，保持经脉通畅，使颈椎关节运动灵活。经常做颈部保健刮痧有利于颈部经脉疏通，气血畅达，可延缓颈椎的衰老，预防和治疗颈部肌肉和骨骼、面部五官、脑血管脑神经的病变。

刮拭部位

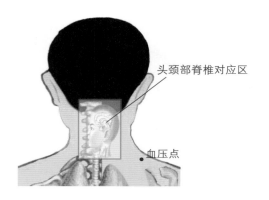

头颈部脊椎对应区

血压点

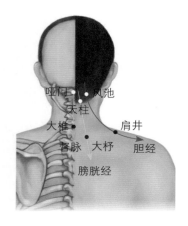

哑门　风池
天柱
大椎　　肩井
督脉　大杼　胆经
膀胱经

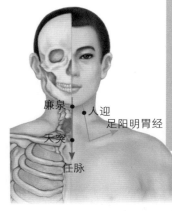

廉泉　人迎
足阳明胃经
天突
任脉

刮痧要点提示

1. 根据体质确定刮痧手法和按压力的大小，瘦弱者宜用补法，一般人宜用平补平泻法。

2. 颈部无任何不适症状，可用不涂刮痧油的方法，每天每个部位刮拭 5~10 下。有症状者 1~2 周应用涂刮痧油法保健 1 次，刮拭时注意寻找并重点刮拭疼痛、结节等阳性反应区，保健效果会更好。

3. 脊髓型颈椎病患者禁刮后颈部。

4. 颈前部人迎穴处有颈动脉通过，颈侧部多为软组织且皮肤较薄嫩，后颈部骨骼凸起明显处，均用按压力小的轻刮法，刮拭时速度缓慢。

刮拭方法

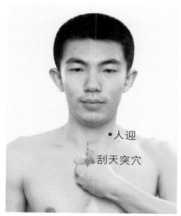

人迎

刮天突穴

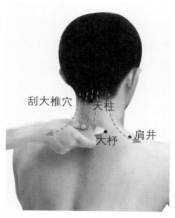

刮大椎穴　天柱

大杼　肩井

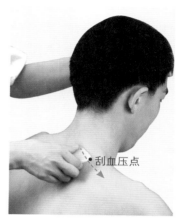

刮血压点

方法1：自上而下用面刮法轻刮前颈正中廉泉穴，用单角刮法轻刮喉结两侧人迎穴，下方天突穴。每周刮拭1次，每次刮20~30下。减少颈部皱纹，并且可缓解咽喉不适症状，同时对甲状腺、气管和食管上端有保健作用。

方法2：先刮拭颈椎中间督脉部位。刮拭时起点要超过第1颈椎（哑门穴），终点要超过第7颈椎（大椎穴）。再用双角刮法刮拭颈椎两侧膀胱经天柱穴至大杼穴。然后用单角刮法刮拭风池穴，并用面刮法自上而下刮拭风池穴至颈根部，最后刮至肩部。颈部距离较长，可分两段刮拭。每天隔衣刮拭1次，各部位每次刮拭20~30下。或每月涂刮痧油刮拭1次，保健颈椎，并预防颈肌劳损和颈椎病。

方法3：以血压点（位于第6、7颈椎棘突之间旁开2寸）为中心点，从血压点上刮至肩井穴前。每周刮拭1次，每次刮拭20~30下。疏通气血，调节血压，改善颈肩疼痛症。

腰背部刮痧保健

人体腰背部正中是支撑人体的脊椎骨。腰背部对胸腹腔内脏腑有保护作用。脊椎骨内有起着上传下达，协调并控制头部、四肢和各脏腑器官功能活动作用的脊髓。脊椎有各脏腑器官的对应区。循行于背部正中的督脉，总督一身之阳经，两侧的膀胱经从头至脚，通达全身，膀胱经上的穴位调节并反映各脏腑的功能。督脉和膀胱经气的盛衰、腰背部肌肉及脊椎骨功能正常与否直接影响人体各脏腑和骨关节的健康。

背部易感受寒凉，腰部活动度大，很容易劳损，引起腰背疼痛。腰背部的肌肉、韧带等软组织损伤和关节损伤，还可以导致一些内脏功能失调。腰背部刮痧保健能强壮腰背，保健脏腑，预防腰背和脏腑疾病。

刮拭部位

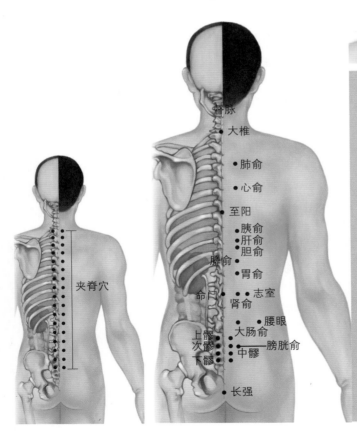

刮痧要点提示

1. 腰背部两侧肌肉丰厚处需适当用力，但刮拭脊椎骨骼凸起部位时，不可用力过大。

2. 刮拭脂肪少，肌肉薄弱的腰骶部时用力要轻，时间要短，以免损伤骨膜。

3. 女性在月经期和怀孕期间不宜刮拭腰骶部。

4. 涂刮痧油保健刮拭腰背部时，注意寻找并重点刮拭疼痛、结节等阳性反应区，保健效果更好。

5. 脏腑器官体表投影区的刮拭范围要大于其投影区的边界。

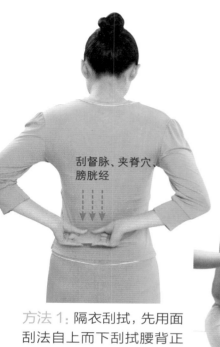

刮督脉、夹脊穴、膀胱经

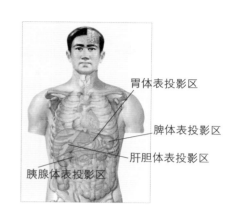

胃体表投影区
脾体表投影区
肝胆体表投影区
胰腺体表投影区

刮心俞穴

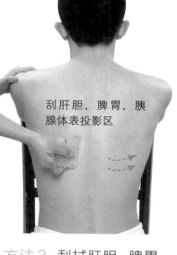

刮肝胆、脾胃、胰腺体表投影区

方法 1： 隔衣刮拭，先用面刮法自上而下刮拭腰背正中线的督脉，再用双角刮法刮拭两侧的夹脊穴，然后用面刮法自上而下刮拭督脉两侧膀胱经。腰背部较长，要分段刮拭，每次刮拭 4~5 寸长。分段刮拭完毕，应从上到下大面积快速连续对经气进行整体疏理。自己做腰部保健刮拭时，可以双手同时握住刮痧板，在腰部自上而下刮拭。每周 1 次，每次刮 20~30 下。改善腰背部酸软、腰痛，强肾。同时也能起到瘦腰功效。

方法 2： 定期刮拭，顺序、方法同上，只是背部、腰部保健分次进行，每次刮拭部位不可过多。1~2 个月刮拭 1 次。每次刮 20~30 下。重点刮拭大椎穴、至阳穴、命门穴、长强穴、肺俞穴、心俞穴、胰俞穴、肝俞穴、胆俞穴、脾俞穴、胃俞穴、肾俞穴、志室穴、大肠俞穴、腰眼穴、夹脊穴、八髎穴处。保健五脏六腑，及时为脏腑清热解毒化瘀，强肾壮腰。

方法 3： 刮拭肝胆、脾胃、胰腺体表投影区，应以平刮法从脊椎两侧沿肋骨走向从内向外刮拭。肾脏和泌尿生殖器官体表投影区用平刮法从上向下刮拭。每周 1 次，每次刮 20~30 下。

脊椎刮痧保健

脊椎是人体的支柱和传递神经信息的重要通道。脊椎两侧的韧带和肌肉连接骨骼并共同维护着脊椎的稳定和健康。当韧带或肌肉受损时，两侧肌张力失去平衡，会影响脊椎的稳定性，并影响神经信息传导和血液循环，导致脏腑器官神经血管功能失调及脊椎病变，影响形体健美。

脊椎刮痧保健通过刮拭脊椎及两侧腰背肌，可以及时发现和消除引起脊椎不稳定的因素，使两侧肌张力保持平衡状态，从而保证神经中枢与肢体和脏腑器官之间神经信息的正常传递，血运畅通，维护脊椎的正常生理功能、各脏腑器官的生理功能和形体健美。

刮拭部位

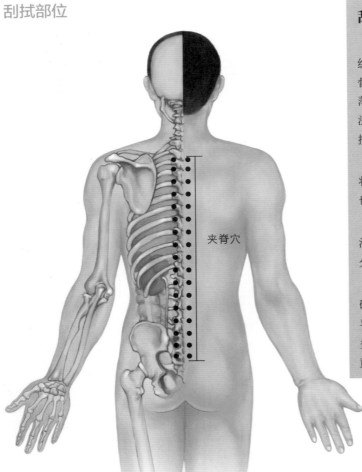

夹脊穴

刮痧要点提示

1. 身体瘦弱者，背部正中线脊椎棘突明显者以及腰骶部督脉部位皮下脂肪、肌肉比较薄弱处，应用按压力小的轻刮法刮拭，刮拭时间要短，以免损伤脊椎骨膜。

2. 脊椎部位保健可以隔衣将局部刮热，每日刮拭 1 次，也可以定期涂刮痧油刮拭。

3. 脊椎部位较长，涂刮痧油刮拭时，体质弱者，宜分次分段刮拭。

4. 脊椎两侧肌肉紧张僵硬，粘连日久，导致肌张力不平衡严重者，可用揉刮法缓慢多次刮拭松解粘连，不可强力重刮，损伤肌肉。

刮拭方法

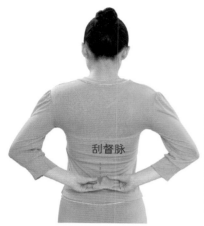

刮督脉

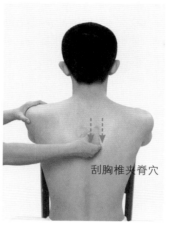

刮胸椎夹脊穴

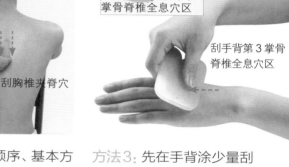

中指指背及手背第3
掌骨脊椎全息穴区

刮手背第3掌骨
脊椎全息穴区

方法1： 用面刮法从上向下分段隔薄衣刮拭脊椎正中棘突部位（相当于督脉）。用双角刮法分段从上向下刮拭脊椎棘突和横突中间的部位（相当于夹脊穴部位）。用面刮法从上向下分段刮拭颈背腰部脊椎两侧的肌肉（相当于两条膀胱经部位）。因脊椎部位较长，要分段刮拭，每次刮拭4~5寸长。分段刮痧完毕，应从上到下大面积快速连续进行整体疏理。每周1次，每次刮20~30下。增加背腰肌弹性，缓解脊椎压力，使身体更挺拔。

方法2： 刮拭顺序、基本方法同上，只是要在刮拭部位涂刮痧油，刮拭时间稍延长，力度稍增加。脊椎部位较长，可以分3次分别做颈椎、胸椎、腰椎段的保健刮拭。每2~4周刮拭1次，每次刮20~30下。延缓脊椎衰老，调节肌肉张力，预防脊椎侧弯。

方法3： 先在手背涂少量刮痧油，用面刮法刮拭中指指背及手背第3掌骨脊椎的全息穴区。再在双足足弓部位涂少量刮痧油，并以同样手法刮拭。手、足部的脊椎全息穴区可以每周刮1次，每次刮10~15下。刮拭时发现有结节、沙砾、疼痛等阳性反应，则表明脊椎亚健康或者是有病变。刮拭阳性反应处对脊椎有一定的保健作用。

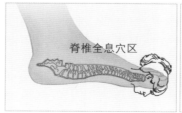

脊椎全息穴区

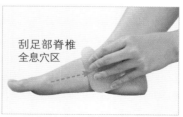

刮足部脊椎
全息穴区

胸部刮痧保健

肺居于胸腔，胸部正中胸骨后是胸腺所在，胸腺是重要的免疫器官，两侧是乳房区域，胸腔下部有肝、胆、脾、胃、胰腺等重要脏器。中医认为，肺主气，心主血脉。气血的运行状况关乎全身的健康。胸部循行的经脉有的上行于头面部，有的下行于下肢和足部。

胸部的保健直接关系着全身脏腑的功能活动和乳腺的健康。坚持胸部刮痧保健，可增强心肺的功能活动，提高免疫力，促进全身各脏腑器官的新陈代谢，对心肺和乳腺、肝胆、胰腺、消化系统疾病有预防和治疗作用，还可以健美胸部。

刮拭部位

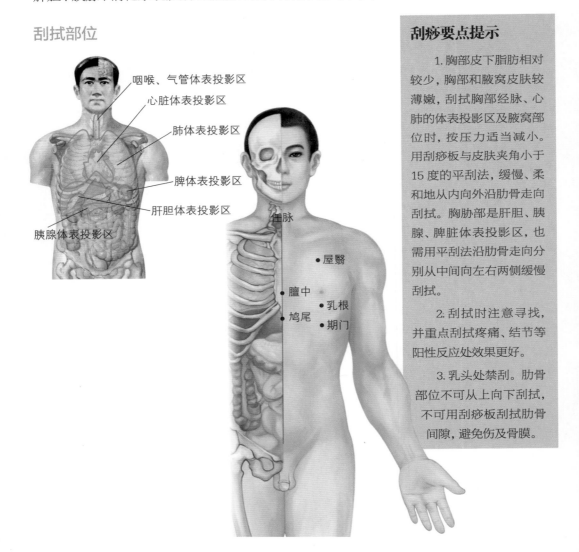

咽喉、气管体表投影区
心脏体表投影区
肺体表投影区
脾体表投影区
肝胆体表投影区
胰腺体表投影区

任脉
屋翳
膻中
乳根
鸠尾
期门

刮痧要点提示

1. 胸部皮下脂肪相对较少，胸部和腋窝皮肤较薄嫩，刮拭胸部经脉、心肺的体表投影区及腋窝部位时，按压力适当减小。用刮痧板与皮肤夹角小于15度的平刮法，缓慢、柔和地从内向外沿肋骨走向刮拭。胸胁部是肝胆、胰腺、脾脏体表投影区，也需用平刮法沿肋骨走向分别从中间向左右两侧缓慢刮拭。

2. 刮拭时注意寻找，并重点刮拭疼痛、结节等阳性反应处效果更好。

3. 乳头处禁刮。肋骨部位不可从上向下刮拭，不可用刮痧板刮拭肋骨间隙，避免伤及骨膜。

刮拭方法

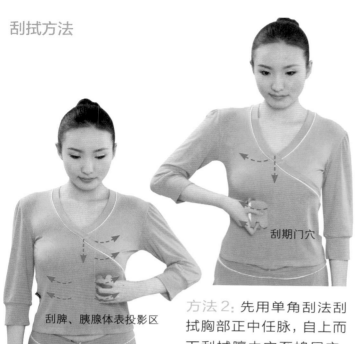

刮脾、胰腺体表投影区

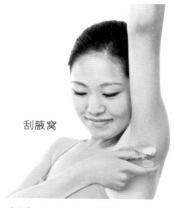

刮期门穴

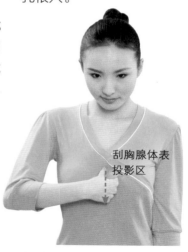

刮腋窝

刮胸腺体表投影区

方法 1：先用单角刮法自上而下刮拭胸部正中气管、胸腺和部分心脏的体表投影区，再依次用平刮法沿肋骨走向从内向外刮拭左侧肺脏的体表投影区、心脏体表投影区、脾脏和胰腺体表投影区，最后以同样的方法刮拭右胸胁部肝胆的体表投影区。用涂刮痧油法每2~4周刮拭1次，每次刮拭20~30下。隔衣刮拭法可每天刮拭1次。益气养心，疏肝健脾，改善气滞血瘀，有助于缓解肝气不疏导致的乳房疼痛、胸胁胀痛，同时促进消化，防治肝胆疾患。

方法 2：先用单角刮法刮拭胸部正中任脉，自上而下刮拭膻中穴至鸠尾穴。再用平刮法沿肋骨走向刮拭两侧胸部上方屋翳穴，沿肋骨走向刮拭两侧胸部下方乳根穴、期门穴。用涂刮痧油法每2~4周刮拭1次，每次刮拭20~30下。隔衣刮拭法可每天刮拭1次。促进胸部气血循环，有益气宽胸，改善心悸、胸胁痛的作用，还有助于防治乳腺疾病。

方法 3：将上肢外展，用平刮法从上肢下方近根部隔衣缓慢刮向腋窝，刮拭10次；再用揉刮法刮拭腋窝10次，至腋窝发热，每日刮拭20~30下。用平刮法从内向外刮拭屋翳穴、乳根穴。

方法 4：用单角刮法隔衣从上向下缓慢刮拭胸腺体表投影区（膻中穴至鸠尾穴处）10次，每日刮拭约20~30下。可增强胸腺活力，提高免疫力。

腹部刮痧保健

　　腹腔为肝、胆、脾、胃、大肠、小肠、肾、膀胱及内生殖器官所在,腹部有多条经脉循行,是手足阴经交接的部位,与五脏健康有直接的关系。循行于腹部的经脉有的上行于头面部,有的下行于下肢至足部。

　　中年以后,腹部最容易堆积脂肪而肥胖。腹部肥胖不但影响体形美观,更影响体内气血的运行,是导致内脏脂肪积聚,引起高血压、脂肪肝、心脑血管病的重要原因。俗话说"腰带长,寿命短",腹部的健康直接关系着头面部及腹腔脏器和下肢的功能与活动。坚持腹部刮痧保健可以促进胃肠蠕动,增强新陈代谢,有助于减肥和预防、治疗脏腑疾病的作用。

刮拭部位

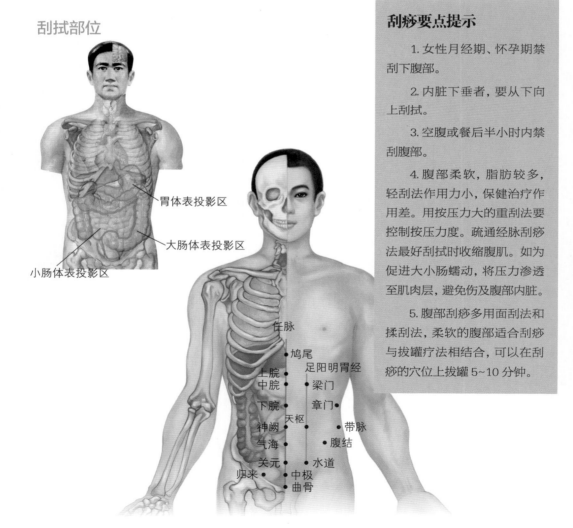

胃体表投影区

大肠体表投影区

小肠体表投影区

任脉
鸠尾
足阳明胃经
上脘
中脘　梁门
下脘　章门
神阙　天枢
气海　　带脉
关元　　腹结
归来　水道
　　中极
　　曲骨

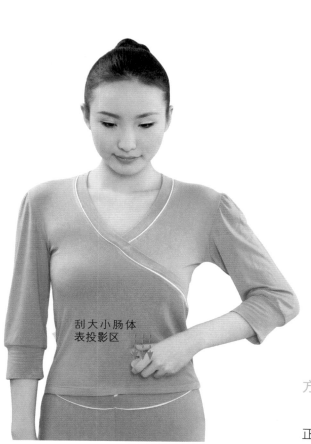

刮大小肠体
表投影区

方法 1: **胃肠保健法**

　　用面刮法自上而下隔衣刮拭上腹部胃体表投影区，再从上至下依次分段刮拭大小肠体表投影区，将按压力渗透至肌肉深部。可以根据自身情况每天或每周刮拭 1 次，每次刮拭 20~30 下。有健脾除湿、促进消化吸收、利尿通便的作用。

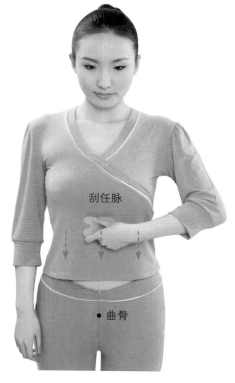

刮任脉

● 曲骨

方法 2: **腹部经脉保健法**

　　用面刮法自上而下隔衣刮拭腹部正中任脉，从任脉鸠尾穴分段刮拭至小腹部曲骨穴，再从上至下依次刮拭腹部两侧的肾经、胃经、脾经、肝经、胆经，刮拭时收缩腹肌。可以根据自身情况每天或每周刮拭 1 次，每次刮拭 20~30 下。有疏肝健脾、缓解腹胀腹痛、利尿通便、益气养阴的功效，防治各种消化不良症。

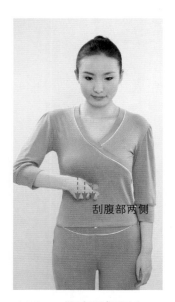

刮腹部两侧

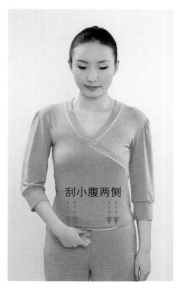

刮小腹两侧

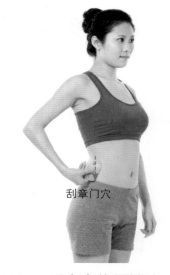

刮章门穴

方法3：**腹部减肥法**

取站立姿势，两脚分开与肩同宽。用面刮法隔衣自上而下刮拭上腹部和下腹部，再依次刮拭腹部两侧，重点刮拭肥胖部位。刮拭时按压力要大，并同时收缩腹部肌肉，每个部位每次刮拭20~30下，每日刮拭2次，刮至局部有热感效果最好。有助于除掉腹部赘肉。

方法4：**泌尿生殖器官保健法**

用面刮法隔衣分别从上向下刮拭小腹部正中及两侧，可以根据自身情况每天或每周刮拭1次，每次各部位刮拭10~20次，刮至局部有热感效果最好。有助于保护泌尿生殖器官。

方法5：**重点穴位保健法**

先涂刮痧油以面刮法从上向下刮拭任脉上脘穴、中脘穴、下脘穴、神阙穴、气海穴、关元穴、中极穴、脾经腹结穴、胃经梁门穴、天枢穴、水道穴、归来穴、肝经章门穴、胆经带脉穴。每次可根据自身脏腑健康状况选择刮拭相关经脉的穴位。每周刮拭2次，每次每穴刮拭20~30下。

四肢刮痧保健

四肢是人体重要的运动器官。肝主筋，肾主骨，脾主肌肉。四肢关节功能强弱是由人体生命力和脏腑功能状态决定的。四肢发达，各关节运动灵活是脏腑功能强健、身体健康的标志。

与五脏六腑相连的经脉均循行于四肢部位，肘部和膝部以下有许多穴位在调理脏腑、疏通经脉上有重要作用。生物全息理论提示，四肢的每一节肢体都是整体的缩影。四肢关节部位的健康决定人体的运动功能，直接影响生命的质量。

对四肢进行刮痧，不仅可以强壮肌肉，减少脂肪，增强四肢关节的活力，还可以通过刮拭四肢的经脉和全息穴区起到调节全身脏腑器官的保健作用。

刮拭部位

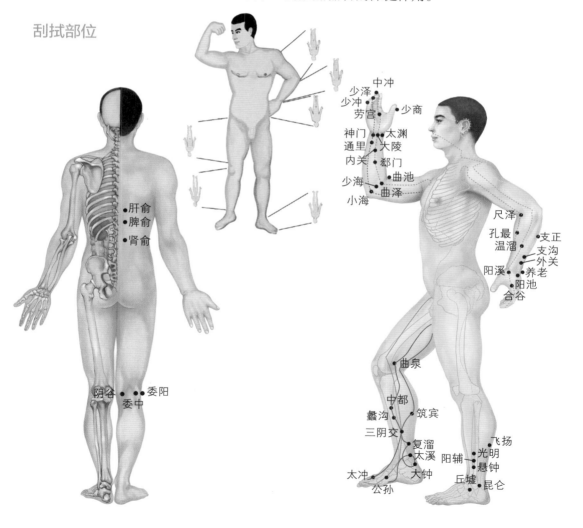

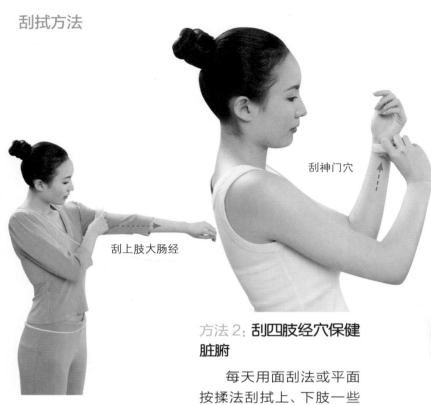

刮神门穴

刮上肢大肠经

刮肝俞穴

● 肝俞
● 脾俞
● 肾俞

方法 1: 刮四肢经脉保健关节

用不涂刮痧油的方法经常隔衣刮拭四肢经脉，用面刮法沿经脉循行线从肘、膝关节上部至指、趾端，分段刮拭各经脉。每周或每天刮拭 1 次，每次各经脉刮拭 20~30 下。保健关节重点刮拭关节上、下部位的经穴。疏通经络，促进气血循环，防治四肢关节疼痛以及脏腑的亚健康症状，同时还能去除肢体赘肉。

方法 2: 刮四肢经穴保健脏腑

每天用面刮法或平面按揉法刮拭上、下肢一些主要保健穴位可以保护脏腑。可根据自身健康状况分别选择上肢肺经太渊穴、列缺穴、孔最穴、尺泽穴，大肠经温溜穴、曲池穴，三焦经阳池穴、外关穴、支沟穴保健肺和大肠；刮拭小肠经养老穴，心经神门穴、通里穴、少海穴，心包经内关穴、郄门穴、曲泽穴保健心和小肠。以此类推，下肢可分别选刮各经脉的保健穴，如梁丘穴、足三里穴、三阴交穴等。每周或每天刮拭 1 次，每次各穴刮拭 20~30 下。可调节脏腑、增强肌肉力量。

方法 3: 刮背部经穴保健四肢

定期用涂刮痧油的方法从上向下刮拭背部膀胱经肝俞穴、脾俞穴、肾俞穴。每 2~4 周刮拭 1 次，每次刮 20~30 下。可分别强壮筋脉、肌肉、骨骼。

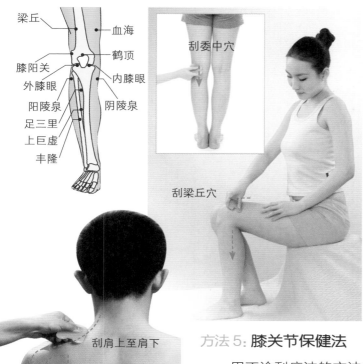

梁丘 血海
鹤顶
膝阳关 内膝眼
外膝眼
阳陵泉 阴陵泉
足三里
上巨虚
丰隆

刮委中穴

刮梁丘穴

刮肩上至肩下

刮肩后

方法 4：肩关节保健法

用不涂刮痧油的方法经常隔衣刮拭肩关节周围经穴，先用面刮法从内向外刮拭肩上胆经肩井穴；再经由肩峰滑向肩外下方；然后刮拭肩前肺经和心包经，从肩上滑向肩前下方；最后从肩后刮拭三焦经和小肠经，从肩上滑向肩后下方。以上部位也可以定期用涂刮痧油的方法刮拭。每周刮拭 1 次，每次刮 20~30 下。防治肩关节部疼痛。

方法 5：膝关节保健法

用不涂刮痧油的方法经常隔衣刮拭膝关节周围经穴，先用点按法刮拭内膝眼穴、犊鼻穴；从上向下滑动刮拭膝关节上方鹤顶穴；从上向下分段刮拭膝关节前侧胃经梁丘穴至足三里穴，外侧胆经膝阳关穴至阳陵泉穴，内侧脾经血海穴至阴陵泉穴。用面刮法从上向下刮拭膝关节后侧膝窝处的经穴（委阳穴、委中穴、阳谷穴）。每周或每天 1 次，每次各部位刮拭 20~30 下。以上部位也可以定期用涂刮痧油的方法刮拭。有防治膝关节疼痛、瘦腿、强身功效。

刮痧要点提示

1.肌肉丰满处刮拭按压力要大，速度均匀平稳，遇关节部位不可强力重刮。关节皮下脂肪少，肌肉不丰厚的部位，刮拭按压力度要轻，速度要缓慢，必要时涂刮痧油以保护皮肤。

2.四肢的刮拭方法是用面刮法从上向下刮拭，患有下肢静脉曲张或下肢浮肿者，刮拭按压力度要轻，要从下向上刮拭。

3.皮肤如有感染、破溃、痣瘤等，刮拭时应避开。严重的静脉曲张处禁刮。

4.关节部位肌肉、韧带急性损伤之处不宜刮痧，可在康复阶段做刮痧保健。

5.关节腔内积水、水肿者，局部不宜刮，可取远端穴位刮拭。

6.重点保健穴位可以每个穴位按揉 5~10 下，每天按揉 1 次。身体其他部位可以隔衣将局部刮热，每日刮拭 1 次，也可以定期（1~2 周或 1 月）涂刮痧油刮拭。

7.涂刮痧油刮拭各部位时，注意寻找并重点刮拭疼痛、结节等阳性反应区，保健效果更好。

手足刮痧保健

　　手足位于四肢的末端，是阴阳经脉交接会通之处，同时也是人体的全息缩影。对手足进行刮痧既可以促进手足局部气血的运行，使其更灵活、敏捷，又可以对全身脏腑和重要器官起到保健作用。

　　手指末端井穴是重要的急救穴。刮拭手足保健全身，方便、快捷，功效多。

刮拭部位

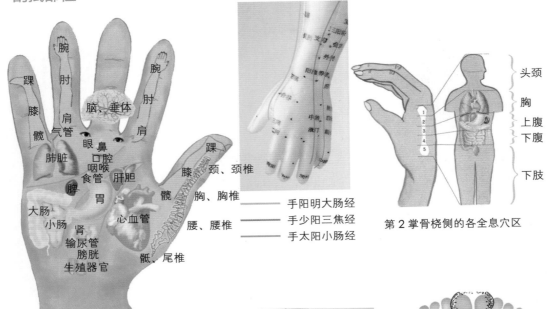

手阳明大肠经
手少阳三焦经
手太阳小肠经

第2掌骨桡侧的各全息穴区

注：左、右手的全息胚器官基本对称。全息生物学理论中各器官的位置与目前广泛应用的反射疗法中反射区的位置有所差异

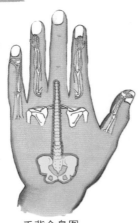

手背全息图

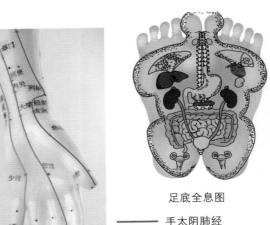

足底全息图

手太阴肺经
手厥阴心包经
手少阴心经

刮拭方法

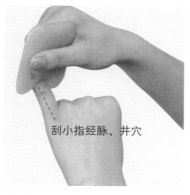

刮小指经脉、井穴

方法 1： 用刮痧板的凹槽部位依次刮拭各手指经脉、井穴，从指根部一直刮至手指尖，重点刮拭手指末端井穴。每周 1 次，每次刮 20~30 下。使手更纤细，手部肌肤润泽。

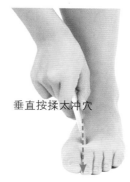

垂直按揉太冲穴

方法 2： 用面刮法沿各经脉循行向趾尖刮拭，并用单角刮法刮拭涌泉穴，用垂直按揉法按揉足部骨缝间的穴位，如太冲穴、侠溪穴。每周或每天刮拭 1 次，每次刮拭 10~20 下。滋阴补肾，疏肝利胆，健脾胃助消化，还有足部关节保健作用。

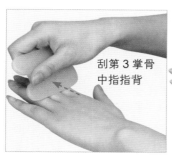

刮第 3 掌骨中指指背

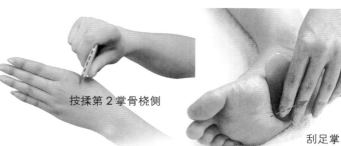

按揉第 2 掌骨桡侧

刮足掌

刮痧要点提示

1. 手背、足背皮下脂肪少，肌肉不丰厚，刮拭力度要轻，速度要缓慢，最好涂刮痧油以保护皮肤。

2. 每天保健刮痧，将手掌、足底刮热即可。

3. 手足保健刮痧贵在持之以恒，每天坚持刮痧，必能受益。

方法 3： 用面刮法将整个手掌及手指刮热。手背皮肤应先涂刮痧油或美容刮痧乳，再用推刮法刮拭第 3 掌骨和中指背脊椎的全息穴区。用垂直按揉法依次刮拭第 2 掌骨桡侧的各全息穴区。每周或每天刮拭 1 次，每次各部位刮拭 10~20 下。促进气血循环，使手掌更加温暖，间接保健全身。

方法 4： 用面刮法将整个足掌、足背刮热，用平面按揉法重点刮拭各脏腑器官的全息穴区。足背和足内侧皮肤较薄，应涂刮痧油或美容刮痧乳后，用较轻的按压力刮拭。每周或每天刮拭 1 次，每次各部位刮拭 10~20 下。滋润足部肌肤，间接保健全身。

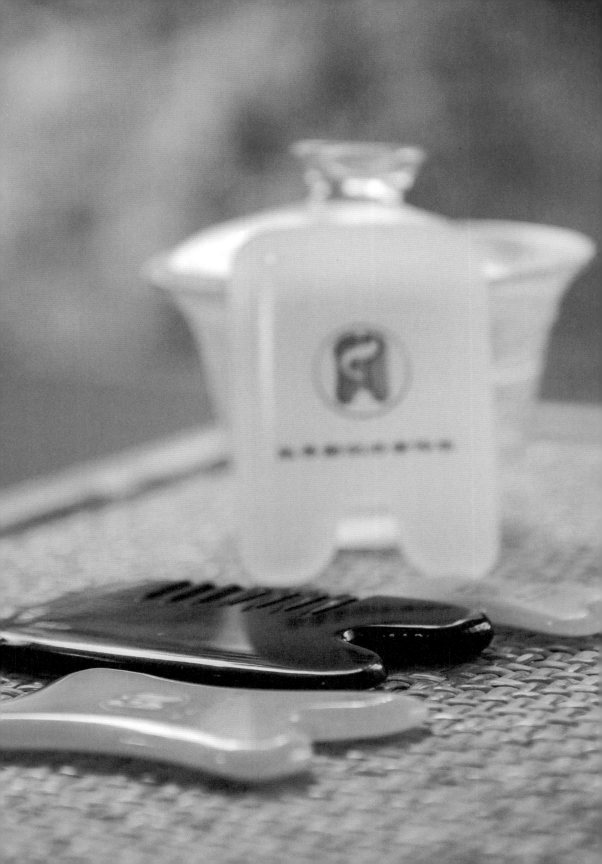

第六章

五官刮痧保健法

　　面部五官分别有各自独立的功能，眼睛和耳朵是人体观察世界、感知外界环境的视觉和听觉器官，鼻子、咽喉是人体与外界气体交换和发声的器官，口腔是消化器官的门户。中医认为五官与五脏相通，分别是五脏的外窍，肾开窍于耳，肺开窍于鼻，脾开窍于口，肝开窍于目，心开窍于口中之舌。五官是观察五脏健康的窗口，五脏功能的强弱可从五官反映出来。五脏与五官通过经脉相连，所以五官刮痧保健，既可以增强五官的功能，又可以疏通经脉，对五脏有间接保健作用。

眼刮痧保健

眼睛是心灵的窗户,有视觉功能。中医认为,肝开窍于目,五脏六腑精气皆上注于目。眼睛的眼睑部位属脾和胃,内外眦属心和小肠,白睛部分属肺和大肠,黑睛部分属肝和胆,瞳孔及晶状体、视网膜、视神经等属肾和膀胱。炯炯有神的双眼和良好的视力源自五脏六腑的正常功能和充足的精气神。

眼睛的刮痧保健既要疏通眼部周围的经脉气血,又要根据不同的情况对与眼相关的脏腑与经脉进行针对性的刮痧保健。

刮拭部位

视神经区

太阳
风池

期门
日月
京门

眼部刮痧保健要点提示

1. 刮拭眼周经穴要先在刮拭部位涂少量美容刮痧乳,注意勿让美容刮痧乳进入眼内。

2. 用平面或垂直按揉法刮拭眼周经穴有眼保健的作用。

3. 眼周皮肤最薄,保健眼部忌用强力刮拭、拉扯眼睑皮肤,以免皮肤松懈。

鱼腰
攒竹
睛明
瞳子髎
承泣
四白

蠡沟
飞扬
大钟
光明
至阴

肝俞
胆俞
肾俞

眼全息穴区　　眼全息穴区　　眼全息穴区
肝全息穴区
肝全息穴区　　　肾全息穴区

刮拭方法

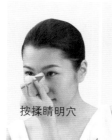

按揉睛明穴

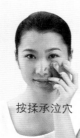

按揉承泣穴

方法 1: **刮拭眼周经穴**

用垂直按揉法按揉睛明穴。以推刮法刮拭攒竹穴，用平面按揉法依次按揉鱼腰穴、瞳子髎穴、承泣穴、四白穴、太阳穴。可每天刮拭 1 次，每次刮 5~10 下。防治眼干涩、眼疲劳，使眼睛明亮、有神。

刮视神经全息穴区

刮风池穴

方法 2: **刮拭头部全息穴区**

以厉刮法刮拭后头部枕骨处视神经的全息穴区。用单角刮法刮拭风池穴。每周或每天刮拭 1 次，每次刮拭 20~30 下。疏泄肝热，防治目赤及眼睛干涩等症。

方法 3: **刮拭躯干经穴**

以面刮法自上而下刮拭背部膀胱经肝俞穴、胆俞穴、肾俞穴。沿肋骨走向从内向外刮拭期门穴、日月穴、京门穴。隔衣刮拭每天 1 次，或用涂刮痧油法，每 2~4 周刮拭 1 次，每次刮拭 20~30 下。有助于防治目赤，眼睛干涩，视力减退症。

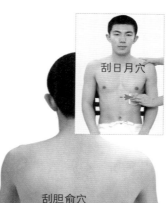

刮日月穴

刮胆俞穴

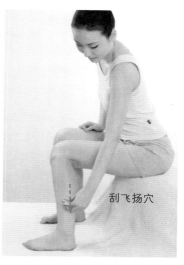

刮飞扬穴

方法 4: **刮拭下肢经穴**

以面刮法刮拭胆经光明穴，肾经大钟穴，肝经蠡沟穴，膀胱经飞扬穴、至阴穴。每天刮拭 1 次，或用涂刮痧油法，每 2~4 周刮拭 1 次，每次刮拭 20~30 下。滋阴补肾，延缓眼睛衰老，防范各种眼疾的发生。

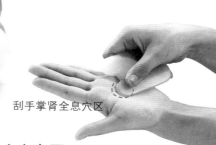

刮手掌肾全息穴区

方法 5: **刮拭手足全息穴区**

用平面按揉法刮拭手掌眼、肝、肾全息穴区。同样用平面按揉法刮拭足大趾趾肚及第 2、第 3 趾根部眼全息穴区和足底肝、肾全息穴区。每天或每周刮拭 1 次，每次刮拭 20~30 下。缓解眼疲劳，延缓眼睛衰老。

耳刮痧保健

耳是人体的听觉器官，通于脑，参与调节平衡。《黄帝内经》记载，"耳者，肾之官也""开窍于耳，藏精于心""肝病者，耳无所闻""脾为孤脏，其不及则令人九窍不通"。《杂病源流犀烛》云："肺主气，一身之气贯于耳。"由此可见，正常的听觉功能与心、肾、肺、肝、脾密切相关。中医经典的记载与生物全息论不谋而合，耳部是全身的缩影，各脏腑器官犹如一个倒立的人形排布于耳。通过对耳与相关脏腑的刮痧保健不仅可以维护听觉功能，还可以间接对全身起保健作用。

刮拭部位

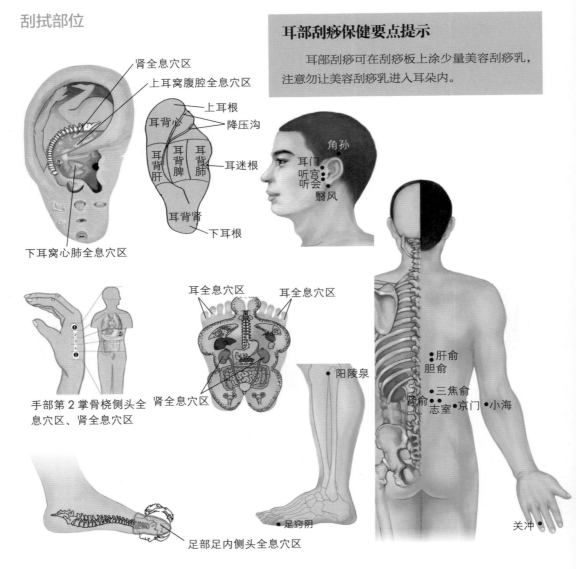

肾全息穴区
上耳窝腹腔全息穴区
下耳窝心肺全息穴区

上耳根
耳背心
降压沟
耳背肝　耳背脾　耳背肺
耳迷根
耳背肾
下耳根

角孙
耳门
听宫
听会
翳风

耳全息穴区　　耳全息穴区
肾全息穴区
手部第2掌骨桡侧头全息穴区、肾全息穴区

阳陵泉

肝俞
胆俞
三焦俞
肾俞　志室　京门　小海

足窍阴
足部足内侧头全息穴区

关冲

刮拭方法

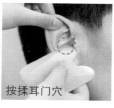
按揉耳门穴

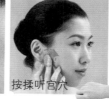
按揉听宫穴

方法 1: **刮拭头、面耳部**

①用面刮法刮拭双耳耳轮、耳背，用刮痧板角部刮拭耳部肾区、上耳窝腹腔区、下耳窝心肺区、耳垂。②用垂直按揉法刮拭上、下耳窝内各全息穴区和耳背降压沟，感觉微热保健效果最好。③用平面按揉法按揉面部听宫穴、听会穴、耳门穴、角孙穴、翳风穴。每周或每天刮拭 1 次，每次刮拭 10~15 下。

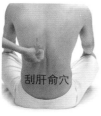
刮肝俞穴

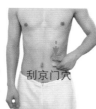
刮京门穴

方法 2: **刮拭躯干部**

①以面刮法分段自上而下刮拭膀胱经上肝俞穴、胆俞穴、三焦俞穴、肾俞穴、志室穴。②用面刮法刮拭上腹部胆经，重点刮拭京门穴。用涂刮痧油法每 2~4 周刮拭 1 次，每次刮拭 20~30 下。

方法 3: **刮拭四肢经穴**

①按经脉走向，以面刮法刮拭上肢外侧中间三焦经小海穴至无名指关冲穴，重点刮拭关冲穴。②以面刮法刮拭下肢胆经阳陵泉穴至足窍阴穴，重点刮拭足窍阴穴。隔衣每天刮拭 1 次，或用涂刮痧油法每 2~4 周刮拭 1 次，每次刮拭 20~30 下。

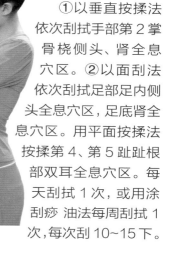
刮小海穴至关冲穴

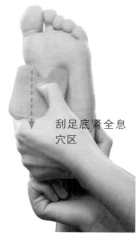
刮阳陵泉穴

方法 4: **刮拭手足全息穴区**

①以垂直按揉法依次刮拭手部第 2 掌骨桡侧头、肾全息穴区。②以面刮法依次刮拭足部足内侧头全息穴区，足底肾全息穴区。用平面按揉法按揉第 4、第 5 趾趾根部双耳全息穴区。每天刮拭 1 次，或用涂刮痧油法每周刮拭 1 次，每次刮 10~15 下。

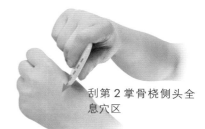
刮第 2 掌骨桡侧头全息穴区

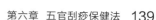
刮足底肾全息穴区

鼻刮痧保健

鼻子是呼吸器官，气体的出入通道，有嗅觉功能，与颅脑相邻，与眼睛、咽喉、肺相通。在吸入新鲜空气的同时，鼻腔的鼻毛和黏液容易沾染灰尘和细菌。鼻子发生病理变化后会影响相邻器官，因此鼻子的保健非常重要。《黄帝内经》曰"肺气通于鼻，肺气和，则鼻能知香臭矣""肺开窍于鼻"，而肺与大肠相表里，所以鼻子的健康与肺和大肠密切相关。

鼻部刮痧保健可以加强呼吸系统对天气变化的适应能力，有效维护鼻部的生理功能，预防鼻子和呼吸系统疾病。

刮拭部位

鼻部刮痧保健要点提示

鼻根部为督脉所在，气血充足，容易出痧。刮痧手法要轻柔，按压力小，速度缓慢，避免出痧。遇到肺热较重，鼻子发红者，不必刮拭鼻部。

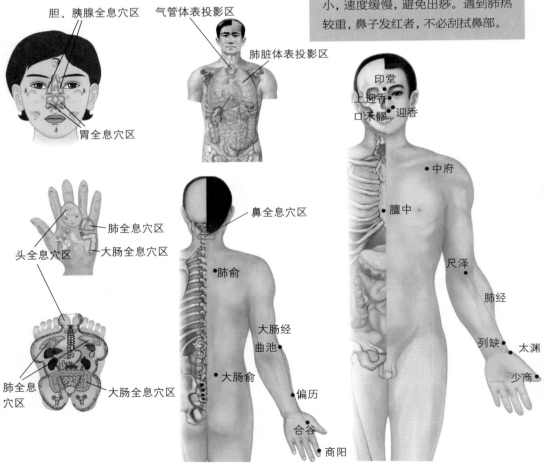

胆、胰腺全息穴区　　气管体表投影区

肺脏体表投影区

胃全息穴区

印堂
上迎香
口禾髎　迎香

中府

膻中

尺泽

肺经

列缺　太渊

少商

肺全息穴区
头全息穴区
大肠全息穴区

鼻全息穴区

肺俞

大肠经
曲池

大肠俞

偏历

合谷

商阳

肺全息穴区　　大肠全息穴区

刮拭方法

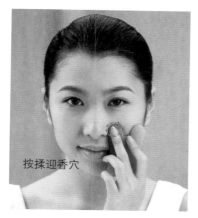

按揉迎香穴

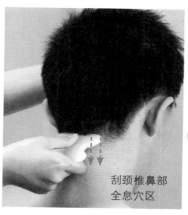

刮颈椎鼻部
全息穴区

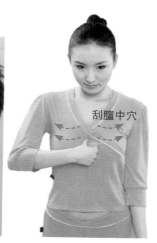

刮膻中穴

方法 1：刮拭头面部

先在面部刮拭部位涂少量美容刮痧乳，以推刮法从上向下刮拭鼻梁正中，再用两角部从上向下刮拭鼻中两侧胆、胰腺全息穴区，鼻翼胃全息穴区和鼻沟部位。以平面按揉法按揉大肠经口禾髎穴、迎香穴、印堂穴、上迎香穴。每个穴位按揉 5~10 下，每天按揉 1 次。此法可防治各种鼻部疾病，还能预防感冒。

方法 2：刮拭颈背部

以面刮法和双角刮法刮拭颈椎鼻部全息穴区，即分别用面刮法从上向下刮拭后颈部正中线，再用双角刮法刮两侧。并以面刮法刮拭背部膀胱经肺俞穴、大肠俞穴。用涂刮痧油法每周刮拭 1 次，每次刮拭 20~30 下。补益肺气。中医认为肺气通于鼻，肺功能很好，则鼻窍通畅，嗅觉正常。

方法 3：刮拭胸部

隔衣刮拭，以单角刮法刮拭气管体表投影区，并以平刮法从内向外刮拭胸部两侧肺脏体表投影区。再从上向下刮拭中府穴、膻中穴。每周 1 次，每次刮 20~30 下。补益肺气，通鼻窍。

方法 4：刮拭上肢经穴

用涂油刮痧法，以面刮法按经脉走向刮拭上肢手太阴肺经从尺泽穴至少商穴，手阳明大肠经从曲池穴至商阳穴，重点刮拭曲池穴、列缺穴、太渊穴、偏历穴、合谷穴和少商穴。每周 1 次，每次刮 20~30 下。清肺热，可改善肺燥导致的鼻子干燥、发红等问题。

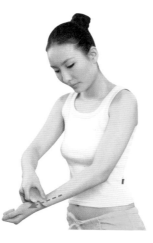

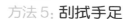

方法 5：刮拭手足

用面刮法刮拭手掌和足底的 头、肺、大肠全息穴区。每天刮拭 1 次，每次刮 20~30 下。间接保健呼吸器官。

口腔刮痧保健

　　口唇、舌、齿的健康既影响面部容颜，更关系到食物的消化和语言功能。中医认为"脾开窍于口，其华在唇"，而脾与胃相表里。口唇是否饱满、润泽与脾胃有直接的关系；"心开窍于舌"，心与小肠相表里。口唇、舌体的颜色与心脏血脉相关，心和小肠的功能状态决定唇舌的健康。"肾主骨，齿为骨之余"，肾气足则牙齿坚固。因此口腔的健康与脾、胃、心、小肠、肾均有直接的关系，口腔保健需从脏腑保健入手。

刮拭部位

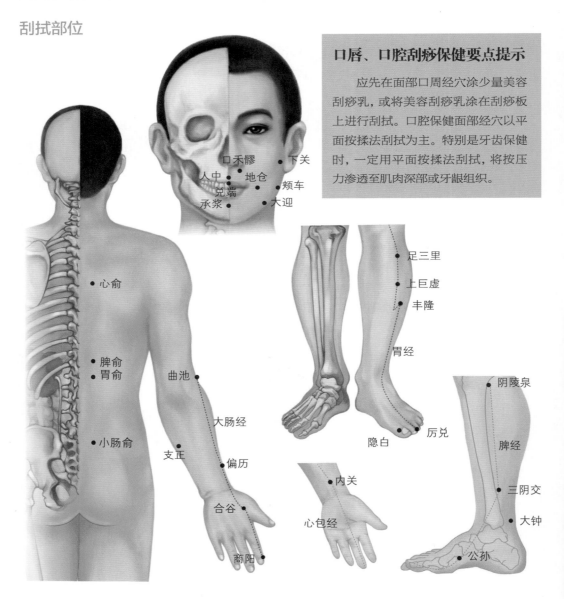

口唇、口腔刮痧保健要点提示

　　应先在面部口周经穴涂少量美容刮痧乳，或将美容刮痧乳涂在刮痧板上进行刮拭。口腔保健面部经穴以平面按揉法刮拭为主。特别是牙齿保健时，一定用平面按揉法刮拭，将按压力渗透至肌肉深部或牙龈组织。

刮拭方法

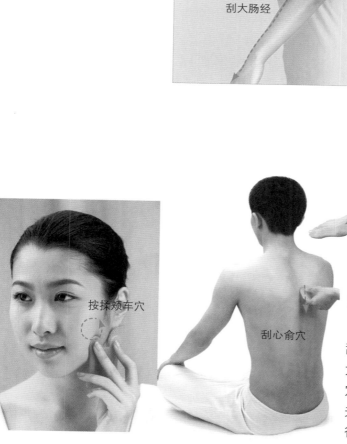

刮大肠经

刮胃经

脾经

方法 1: **刮拭面部穴位**

用平面按揉法按揉人中穴、兑端穴和口禾髎穴、地仓穴、大迎穴、颊车穴、下关穴、承浆穴。每个穴位刮拭 10~15 下至局部微热最好。

按揉颊车穴

方法 2: **刮拭背部穴位**

用涂刮痧油法以面刮法从上向下刮拭背部膀胱经心俞穴、脾俞穴、胃俞穴、小肠俞穴。每 2~4 周刮拭 1 次,每次刮拭 20~30 下。

刮心俞穴

方法 3: **刮拭四肢经穴**

①按经脉走向,以面刮法隔衣刮拭上肢手阳明大肠经的曲池穴至商阳穴;重点刮拭曲池穴、内关穴、支正穴、偏历穴、合谷穴。每周刮拭 1 次,每次刮拭 20~30 下。②以面刮法隔衣刮拭足三里穴至厉兑穴,阴陵泉穴至隐白穴;重点刮拭足三里穴、上巨虚穴、丰隆穴、三阴交穴、大钟穴、公孙穴。每周刮拭 1 次,每次刮拭 20~30 下。

咽喉刮痧保健

咽部位于呼吸道和消化道的交叉通道，喉是发声、语言和呼吸的主要器官，同时咽喉也是内外病邪容易侵扰的部位。焦虑、急躁、劳累、寒热病邪均可引起咽喉不利。咽部疾病可导致呼吸、循环系统病变和消化道功能障碍，因此咽喉的保健至关重要。

中医认为"肺开窍于鼻，通于喉"，肺与大肠相表里，另外任脉、心经、肺经、肝经、肾经等多条经脉循行于咽喉部位，所以喉部的保健，主要是关注咽喉局部的清洁及肺与大肠的健康，还应该注意生活中避免用声过度，避免急躁、过度劳累。

刮拭部位

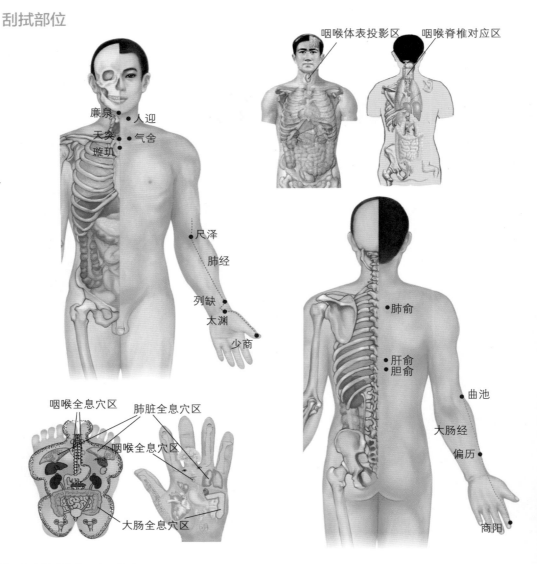

咽喉体表投影区　　咽喉脊椎对应区

廉泉　人迎
天突　气舍
璇玑

尺泽
肺经
列缺
太渊
少商

肺俞
肝俞
胆俞
曲池
大肠经
偏历
商阳

咽喉全息穴区　肺脏全息穴区
咽喉全息穴区
大肠全息穴区

刮拭方法

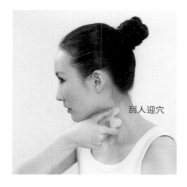

刮人迎穴

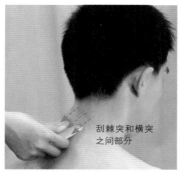

刮棘突和横突之间部分

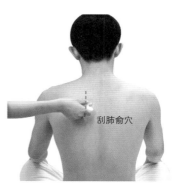

刮肺俞穴

方法 1： 以面刮法刮拭咽喉体表投影区，即从颈部正中自廉泉穴上向下经天突穴刮至璇玑穴处；两侧从人迎穴上方向下刮至气舍穴下。颈前部可以每个部位刮拭5~10下，每天 1 次。养护咽喉，改善咽喉不适症。

方法 2： 刮拭颈椎脊椎咽喉脊椎对应区，即用面刮法从上向下刮拭颈椎中下部的棘突部位，用双角刮法刮拭颈椎中下部两侧棘突和横突之间的部位。每周用涂刮痧油法刮拭 1 次，每次刮拭20~30下。改善咽喉部不适。

方法 3： 以面刮法自上而下依次刮拭背部两侧膀胱经肺俞穴、肝俞穴、胆俞穴。每周用涂刮痧油法刮拭 1 次，每次刮拭 20~30下。可防治咽喉疾病，另外还有宣肺化痰的功效，可使咽喉舒畅。

咽喉刮痧保健要点提示

　　前颈部经穴或咽喉体表投影区皮肤薄嫩，后面是呼吸道，喉旁有大血管通过，刮拭时按压力要轻，速度缓慢，避免压迫气道和血管。

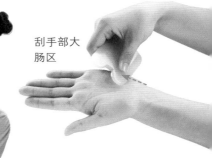

刮手部大肠区

刮尺泽穴至少商穴

方法 4： 以面刮法按经脉走向隔衣刮拭上肢手太阴肺经尺泽穴至少商穴，手阳明大肠经曲池穴至商阳穴，重点刮拭肺经列缺穴、太渊穴，大肠经曲池穴、偏历穴。每周刮拭 1 次，每次刮拭 20~30 下。润肺清热，改善肺热导致的咽喉干燥、疼痛症。

方法 5： 用面刮法刮拭手部和足部的咽喉、肺脏、大肠全息穴区。每周刮拭 1 次，每次刮拭 20~30 下。促进气血循环，对咽喉起一定的保健作用。

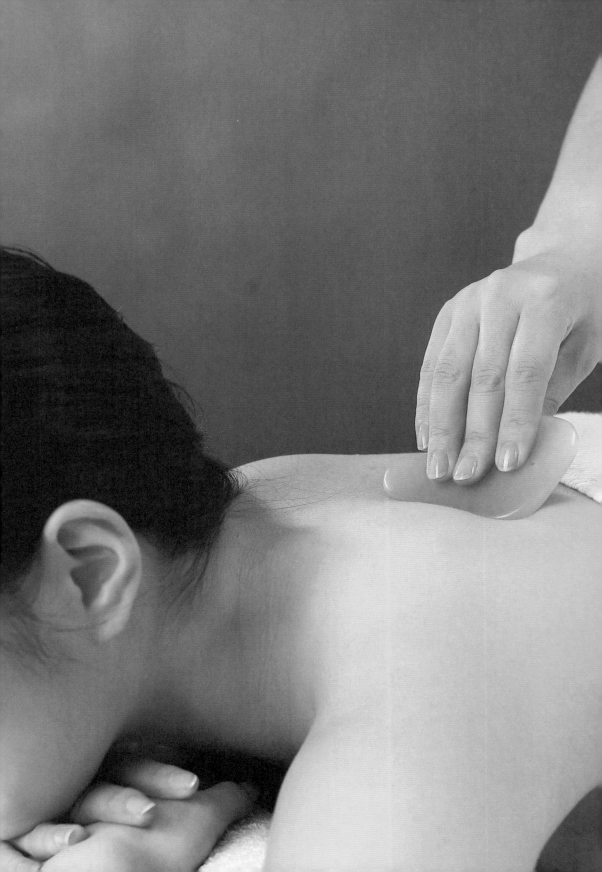

第七章

皮、脉、肉、筋、骨刮痧保健法

　　"皮、脉、肉、筋、骨"被中医称为"五体"。《素问·宣明五气》明确指出五脏与五体有着密切的联系：肺主皮毛，脾主肌肉，心主血脉，肝主筋，肾主骨。五脏为本，五体为用。五体有赖五脏精气的充养，五脏精气的盛衰和功能强弱也可通过五体反映于外。而五体的血脉充盈，功能强健，又能直接增强所主脏腑的功能。

皮肤刮痧保健

皮肤是人体最大的器官，有皮脂腺、汗腺、丰富的淋巴管、血管和神经末梢。皮肤是人体的对外屏障，也是一个很敏感的器官，污浊的空气、细菌病毒、灰尘、寒、热、燥邪气首先会侵扰皮肤，引起皮肤瘙痒、红肿，严重的还会出现皲裂和脱皮。

皮肤的营养来自脏腑。中医认为，五脏中肺与皮肤的关系最为密切，因为"肺输精于皮毛"，肺主毛孔的开合。肺脏功能正常，皮肤才滋润有光泽；肺燥阴虚时，皮肤则干燥，易脱皮；肺热火旺，皮肤易生疖肿。而肺与大肠是相表里的，所以对肺和大肠进行刮痧可以对皮肤起到内养保健作用。

皮肤保健还可参照前面肺脏刮痧保健法调理。

刮拭部位

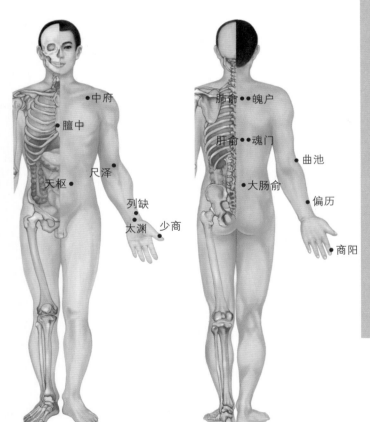

中府　膻中　尺泽　天枢　列缺　太渊　少商
肺俞　魄户　肝俞　魂门　曲池　大肠俞　偏历　商阳

皮肤刮痧保健要点提示

皮肤是人体自带的要穿一生的一件外衣。这件外衣需要不断地补充营养，它不喜欢污浊的环境和磨损，还怕潮湿和干燥。

皮肤的保健重在增强肺脏对皮肤的调节功能。皮肤刮拭要避开有炎症、感染渗液的部位。干性皮肤病患处，如神经性皮炎、皮肤瘙痒部位可以刮拭。刮拭以下经穴时若有明显的疼痛、结节等阳性反应，提示肺与大肠亚健康，用涂刮痧油法刮拭阳性反应部位，疏通经脉，可有效改善亚健康，有利于皮肤保健。

刮拭方法

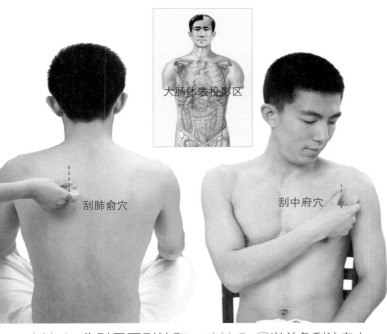

大肠体表投影区

刮肺俞穴

刮中府穴

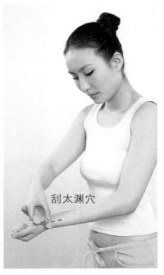

刮太渊穴

方法 1： 分别用面刮法和双角刮法，自上而下刮拭背部膀胱经肺俞穴、魄户穴、肝俞穴、魂门穴、大肠俞穴。

方法 2： ①以单角刮法自上而下刮拭中府穴、膻中穴。②以面刮法从上向下刮拭肚脐周围大肠体表投影区，重点刮拭天枢穴。益气宣肺，调畅气血，促进代谢，使皮毛得到滋养，肌肤光滑，头发柔顺。

方法 3： 以面刮法沿经脉的循行部位，从肘窝手太阴肺经尺泽穴刮拭至大拇指少商穴，再从肘关节手阳明大肠经曲池穴刮至食指商阳穴。重点刮拭列缺穴、太渊穴、偏历穴、商阳穴，刮拭或拍打尺泽穴。补肺气，清肺热，增强皮毛的免疫功能，预防皮肤病变。

方法 4： 以面刮法或平面按揉法刮拭手掌和足底的肺和大肠的全息穴区。间接强壮肺与大肠的生理功能。

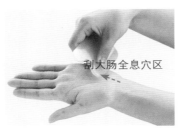

刮大肠全息穴区

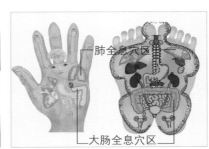

肺全息穴区

大肠全息穴区

毛发刮痧保健

　　毛发主要指头发。头发可以保护头部，浓密乌黑的头发不仅增加美丽系数，也是健康的标志。头发的好坏与头部毛囊、血管、神经有密切关系。中医认为"发为血之余""肾之华在发""肺合皮毛"。头发的荣枯直接反映出五脏功能与气血的盛衰。肾气盛的人头发茂密有光泽，肾气不足的人头发易脱落、干枯、变白。老年人体内由于气血不足、肾精亏虚，常会出现脱发、白发，而年轻人脱发则是肾虚、血虚的信号。突然出现片状脱发与焦虑有直接的关系。

刮拭部位

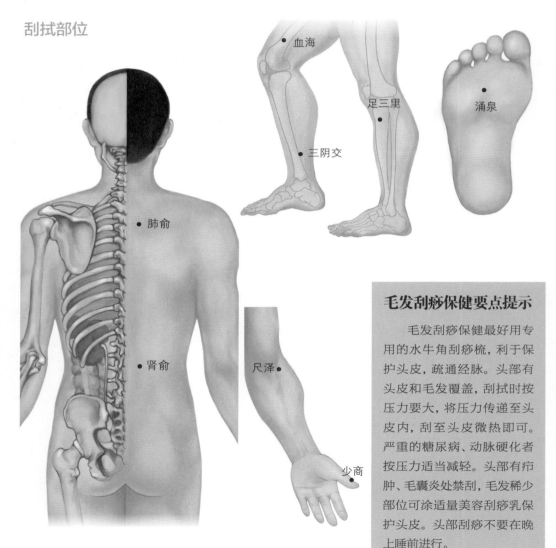

血海

足三里

三阴交

涌泉

肺俞

肾俞

尺泽

少商

毛发刮痧保健要点提示

　　毛发刮痧保健最好用专用的水牛角刮痧梳，利于保护头皮，疏通经脉。头部有头皮和毛发覆盖，刮拭时按压力要大，将压力传递至头皮内，刮至头皮微热即可。严重的糖尿病、动脉硬化者按压力适当减轻。头部有疖肿、毛囊炎处禁刮，毛发稀少部位可涂适量美容刮痧乳保护头皮。头部刮痧不要在晚上睡前进行。

刮拭方法

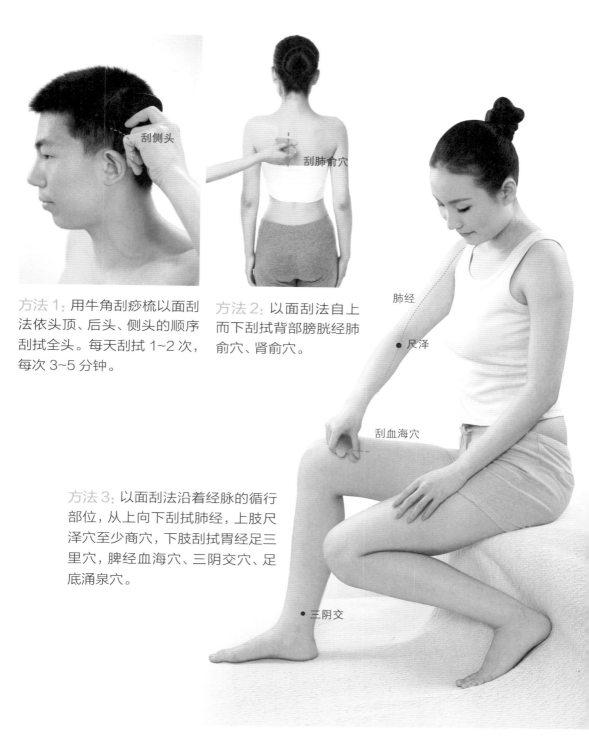

刮侧头

刮肺俞穴

肺经

尺泽

刮血海穴

三阴交

方法 1：用牛角刮痧梳以面刮法依头顶、后头、侧头的顺序刮拭全头。每天刮拭 1~2 次，每次 3~5 分钟。

方法 2：以面刮法自上而下刮拭背部膀胱经肺俞穴、肾俞穴。

方法 3：以面刮法沿着经脉的循行部位，从上向下刮拭肺经，上肢尺泽穴至少商穴，下肢刮拭胃经足三里穴，脾经血海穴、三阴交穴、足底涌泉穴。

血脉刮痧保健

血液是生命营养的源泉，脉是血液运行的管道，血脉的健康是生命的保障。中医认为，脾生血、统血，心主血，肺主气，朝百脉，肝藏血，只有心主血脉功能正常，以上诸脏协同，才能血生化有源，气血调和、脉道充盈、血运正常。百脉通五脏，血脉的健康关乎全身的新陈代谢，影响生命的质量。血脉正常，灌溉、濡养各脏腑器官，人体才能充满生命活力。

血液清洁，血管光滑、弹性好，血脉年轻，人就年轻。高血压、高脂血症、动脉硬化等疾病都与血脉的衰老与失调密切相关。做好血脉的保健，可以减慢衰老的速度，延长寿命。

血脉广泛分布于肌肉和皮肤中，对体表皮肤、肌肉做刮痧时，可以清洁、畅通血液，促进血脉的运行，对血脉有良好的保健作用。对与血脉相关的脏腑进行刮痧保健，更可以从源头处保健血脉，所以还可参照前面心脏刮痧保健。

刮拭部位

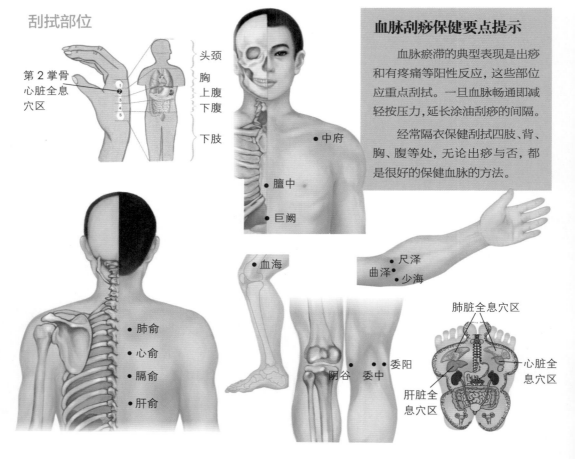

第2掌骨心脏全息穴区

头颈
胸
上腹
下腹
下肢

血脉刮痧保健要点提示

血脉瘀滞的典型表现是出痧和有疼痛等阳性反应，这些部位应重点刮拭。一旦血脉畅通即减轻按压力，延长涂油刮痧的间隔。

经常隔衣保健刮拭四肢、背、胸、腹等处，无论出痧与否，都是很好的保健血脉的方法。

中府

膻中

巨阙

尺泽
曲泽
少海

血海

肺俞
心俞
膈俞
肝俞

委阳
阴谷　委中

肺脏全息穴区
心脏全息穴区
肝脏全息穴区

刮拭方法

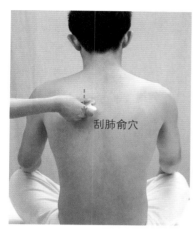

刮肺俞穴

方法 1：用面刮法自上而下刮拭背部膀胱经肺俞穴、心俞穴、膈俞穴、肝俞穴。用涂刮痧油法每 2~4 周刮拭 1 次，每次刮拭 20~30 下。促进气血循行，畅通血脉。

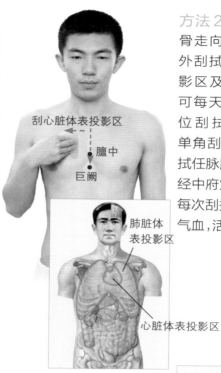

刮心脏体表投影区

膻中

巨阙

肺脏体表投影区

心脏体表投影区

方法 2：①用平刮法沿肋骨走向，从胸部正中线向外刮拭左、右肺脏体表投影区及心脏体表投影区。可每天刮拭 1 次，每个部位刮拭 15~20 下。②用单角刮法从上向下隔衣刮拭任脉膻中穴、巨阙穴，肺经中府穴。每天刮拭 1 次，每次刮拭 15~20 下。强壮气血，活血化瘀，畅通血脉。

刮少海穴

拍曲泽穴

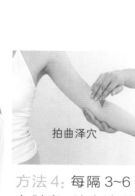

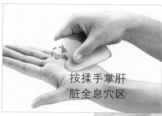

按揉手掌肝脏全息穴区

按揉第 2 掌骨心脏全息穴区

方法 3：用面刮法刮拭上肢肘窝曲泽穴、尺泽穴、少海穴，下肢血海穴，每天刮拭 1 次，或每 2~4 周用涂刮痧油法刮拭 1 次，每次刮拭 20~30 下。舒畅经络，畅通气血。

方法 4：每隔 3~6 个月在肘窝、膝窝涂刮痧油后，用拍打法按操作要求拍打肘窝尺泽穴、曲泽穴、少海穴和膝窝委中穴、委阳穴、阴谷穴。可以促进气血循环，活血化瘀，防治四肢疼痛、麻木、手脚冰凉等症。

方法 5：用面刮法或用平面按揉法按揉手掌和足底心脏、肺脏、肝脏全息穴区。并以垂直按揉法按揉第 2 掌骨心脏全息穴区，间接保健血脉。

肌肉刮痧保健

　　肌肉和骨骼共同构成身体的基本支架，肌肉富有弹性是人体可以运动并具备一定敏捷性和力量的基本条件，同时肌肉也是储存蛋白质、糖原等营养成分的主要器官。中医认为，"脾主肌肉"，脾胃的功能决定肌肉的力量强弱与弹性。肌肉含有丰富的血管，是经脉气血运行的重要部位。肌肉发达、强健是力量的象征，更是身体健康、脾胃功能良好的展示。肌肉痿软、无力是身体虚弱、脾胃功能减退的表现，也是造成肥胖的原因之一。另外，肌肉劳损、僵硬、痉挛会加重骨骼的磨损。积极参加体育锻炼是促进肌肉生长的最有效方法，配合刮痧保健可以促进肌肉生长，增强肌肉力量，维持肌肉正常功能。

　　肌肉保健还可参照前面脾脏刮痧保健法调理。

刮拭部位

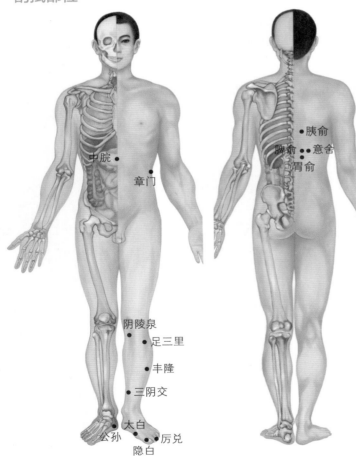

中脘　●
章门　●

胰俞　●
脾俞　●　意舍
　　　胃俞　●

阴陵泉　●
　●　足三里
　●　丰隆
　●　三阴交
太白　●
公孙　●　●　厉兑
　　隐白　●

肌肉刮痧保健要点提示

　　在刮痧保健肌肉的同时要注重运动和健脾。运动可以给肌肉增加力量，健脾可以给肌肉补充充足的营养。

　　健脾刮痧要分清脾胃功能的虚实性质，脾胃气虚，肌肉痿软松懈者，经常顺应骨骼形态和肌肉的走向隔衣刮拭四肢、腰背、胸腹、臀部等肌肉丰厚的部位，每次 20~30 下，或用涂刮痧油法刮至毛孔微开，不必出痧，皮肤潮热，即对肌肉有保健作用。要避免刮拭过度，保护正气。脾胃不和、消化不良者，按上述方法刮拭以下部位时注意寻找疼痛、结节等阳性反应部位，对阳性反应部位用涂刮痧油法重点刮拭，每周 1 次。

刮拭方法

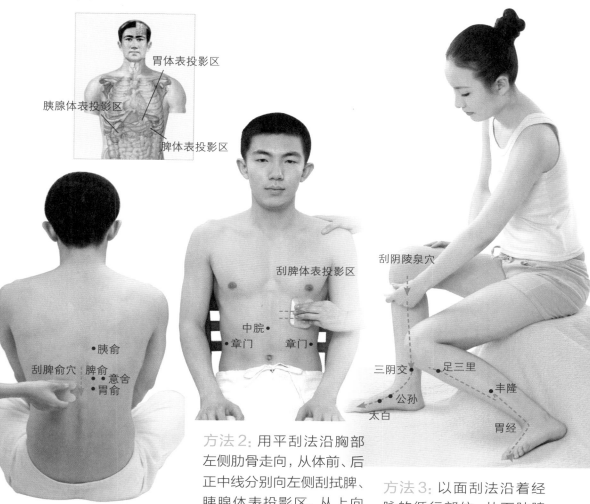

胃体表投影区
胰腺体表投影区
脾体表投影区

刮脾体表投影区

中脘•
•章门　　章门

刮阴陵泉穴

三阴交　　　足三里
公孙　　　丰隆
太白　　　　胃经

•胰俞
刮脾俞穴　脾俞
•意舍
•胃俞

方法 1： 用面刮法自上而下刮拭背部膀胱经胰俞穴、脾俞穴、意舍穴、胃俞穴。强壮脾胃，促进气血化生，使肌肉得到充分滋养。用涂刮痧油法每 2~4 周刮拭 1 次，每次刮拭 20~30 下。

方法 2： 用平刮法沿胸部左侧肋骨走向，从体前、后正中线分别向左侧刮拭脾、胰腺体表投影区、从上向下刮拭腹部胃体表投影区、中脘穴、章门穴。每天隔衣刮拭或用涂刮痧油法每 2~4 周刮拭 1 次，每次刮拭 20~30 下。疏肝健脾，肝脾调和，气血充盈，则肌肉丰满。

方法 3： 以面刮法沿着经脉的循行部位，从下肢脾经阴陵泉穴刮拭至隐白穴，胃经足三里穴刮至厉兑穴，并重点刮拭足三里穴、丰隆穴、三阴交穴、公孙穴、太白穴，每天隔衣刮拭 1 次，每次刮拭 20~30 下。促进气血化生，为肌肉提供充足的营养。

筋刮痧保健

筋是支持、保护、约束骨关节和肌肉运动的器官。五体中筋指肌腱、筋膜和韧带，包括大筋（附在骨关节处较粗大的筋）、小筋（不在骨关节处较细小的筋）、筋膜（包在肌腱外的筋）。膝关节是诸筋会合之处，故有"膝为筋之府"之说。中医认为，肝主筋，肝血旺盛时，筋得到肝血的濡养，就能维持强壮和韧性，关节和肌肉就可以运动灵活；肝血不足时，血不养筋，就会出现筋力疲惫、四肢麻木、屈伸不利、手足震颤等症状。

人的衰老不只是从眼角第一道皱纹、鬓角第一根白发出现才开始的，身体柔韧性的减弱也是人体衰老的征兆。而身体的柔韧性与筋有直接的关系。筋的刮痧保健不仅可以减缓筋的老化进程，使关节灵活有力，更可以增强肝脏生理功能，延缓人体衰老的速度，提高生命的质量。

筋的保健还可参照前面肝脏刮痧保健法调理。

刮拭部位

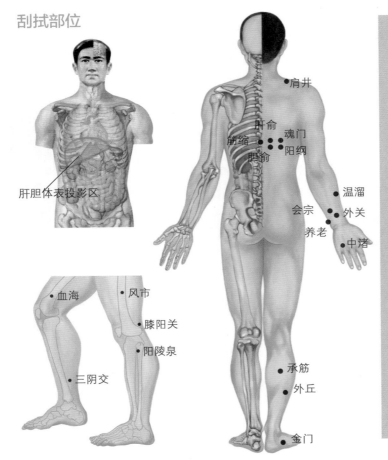

肝胆体表投影区

肩井
肝俞　魂门
筋缩　阳纲
胆俞

温溜
会宗　外关
养老
中渚

血海　风市
　　膝阳关
　　阳陵泉
三阴交

承筋
外丘

金门

筋刮痧保健要点提示

筋的保健重在养血柔肝，加强运动，防止运动损伤。充足的血液保证筋有足够的营养，运动可以保持筋的柔韧性。

刮痧保健要刮拭骨关节部位，各骨关节肌肉脂肪少、皮肤薄嫩之处，刮拭时按压力要小，速度宜缓慢。关节部位解剖结构复杂，要顺应骨骼形态刮拭。肌肉少，筋聚集之处多用平面按揉法刮拭。骨缝之处用垂直按揉法刮拭。直接缓慢刮拭各大小关节部位，均对筋有保健作用。

关节处红肿胀痛、急性损伤期，或有关节腔积液者，局部禁刮。

刮拭方法

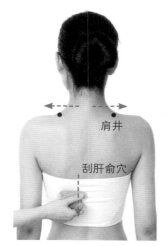

肩井

刮肝俞穴

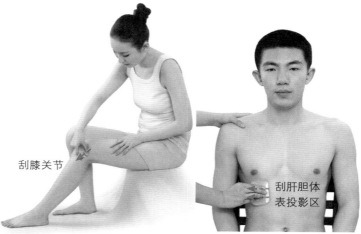

刮膝关节

刮肝胆体
表投影区

方法 1：用面刮法刮背部肝胆经穴，从内向外刮拭肩部胆经肩井穴，自上而下刮拭背部督脉筋缩穴、膀胱经肝俞穴、魂门穴、胆俞穴、阳纲穴。每 2~4 周刮拭 1 次，每次 20~30 下。疏肝理气，促进气血循环，使筋得所养。

方法 2：经常用面刮法直接刮拭四肢的骨关节部位。注意皮下脂肪少、肌肉不丰厚的骨关节部位，刮拭按压力度要轻，速度要缓慢，必要时涂刮痧油以保护皮肤。此法能促进四肢的气血循环，为筋骨提供充足的营养。

方法 3：用平刮法沿背部、胸部正中线、肋骨走向，向右侧刮拭肝胆体表投影区。增强肝胆功能。中医认为肝主筋，肝血足则筋柔韧、伸展性好。

方法 4：①用面刮法从上向下刮拭上肢大肠经温溜穴，三焦经会宗穴、外关穴、中渚穴，小肠经养老穴。②用面刮法从上向下刮拭下肢胆经风市穴、膝阳关穴、阳陵泉穴、外丘穴，膀胱经承筋穴、金门穴，脾经血海穴、三阴交穴。以上两部位每天隔衣刮拭 1 次，每次刮拭 20~30 下。或用涂刮痧油法每周刮拭 1 次，可促进气血循环，畅通气血，滋养筋骨。

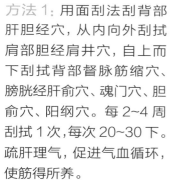

刮外关穴

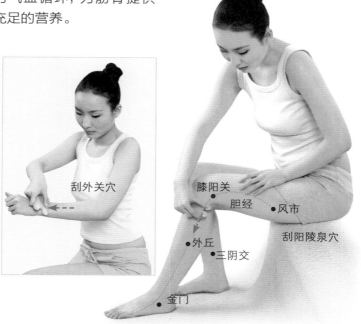

膝阳关
胆经
风市
外丘
三阴交
刮阳陵泉穴
金门

骨骼刮痧保健

　　骨骼是人体运动系统的重要组成部分，有支持身体、保护内脏和储藏骨髓的作用。中医认为，肾主骨，因为肾藏精，精生髓，髓养骨。肾精旺盛，骨髓得以濡养而充足，骨骼就会强健；肾精不旺，骨髓空虚，骨骼就会疏松脆弱，加速老化，易患骨关节疾病。骨骼依靠筋、肉连接，筋肉病变会直接影响骨关节的稳定性，加速骨骼的磨损、老化。骨骼的保健不仅需要补充钙、磷、膳食纤维等营养物质，更需要适当锻炼，肌肉有力、筋柔韧性强，肾气旺盛，肾精充足，骨骼才会健壮。

　　骨骼保健还可参照前面肾脏刮痧保健法调理。

刮拭部位

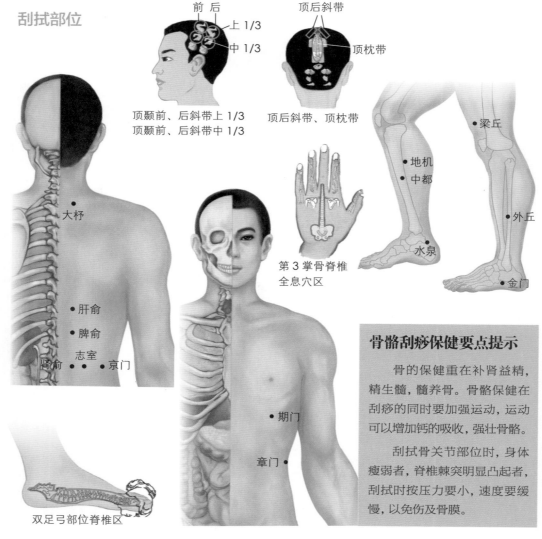

顶颞前、后斜带上 1/3
顶颞前、后斜带中 1/3

顶后斜带、顶枕带

大杼

肝俞
脾俞
志室
肾俞　●　●　京门

第 3 掌骨脊椎
全息穴区

梁丘

地机
中都

外丘

水泉

金门

期门

章门

双足弓部位脊椎区

骨骼刮痧保健要点提示

　　骨的保健重在补肾益精，精生髓，髓养骨。骨骼保健在刮痧的同时要加强运动，运动可以增加钙的吸收，强壮骨骼。

　　刮拭骨关节部位时，身体瘦弱者，脊椎棘突明显凸起者，刮拭时按压力要小，速度要缓慢，以免伤及骨膜。

刮拭方法

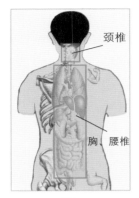

颈椎

胸 腰椎

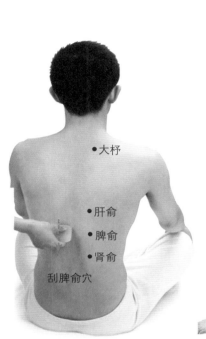

•大杼

•肝俞

•脾俞

•肾俞

刮脾俞穴

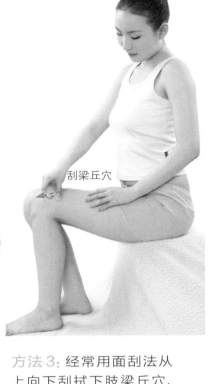

刮梁丘穴

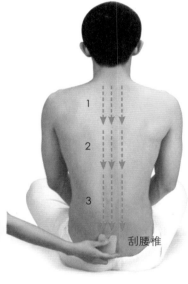

1

2

3

刮腰椎

方法 1: 从上向下。脊椎较长,需要分 3 段刮拭(分别做颈椎、胸椎、腰椎的分段刮拭),用面刮法刮拭正中棘突部位和两侧肌肉,用双角刮法分段从上向下刮拭脊椎棘突和横突之间的部位。每 2~4 周用涂刮痧油法刮拭 1 次,注意寻找刮拭不顺畅的部位,重点刮拭,每次 20~30 下。

方法 2: 用面刮法刮拭背部膀胱经大杼穴、肝俞穴、脾俞穴、肾俞穴、志室穴,腹部期门穴、章门穴、京门穴。强壮肝肾,中医认为肾主骨,肾强则骨安。肝藏血、肾藏精,肝肾同调,可补精生血,使骨得到充分滋养。

方法 3: 经常用面刮法从上向下刮拭下肢梁丘穴、地机穴、中都穴、外丘穴、水泉穴、金门穴,每 3~6 个月用拍打法按要求拍打下肢膝窝。促进气血循环,为骨提供充足营养。

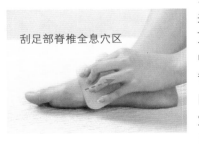

刮足部脊椎全息穴区

方法 4: 用厉刮法刮拭后头部顶枕带、顶后斜带,顶颞前、后斜带上 1/3、中 1/3。用推刮法刮拭手背第 3 掌骨脊椎全息穴区、双足弓部位脊椎全息穴区。可间接保健脊椎、四肢关节。

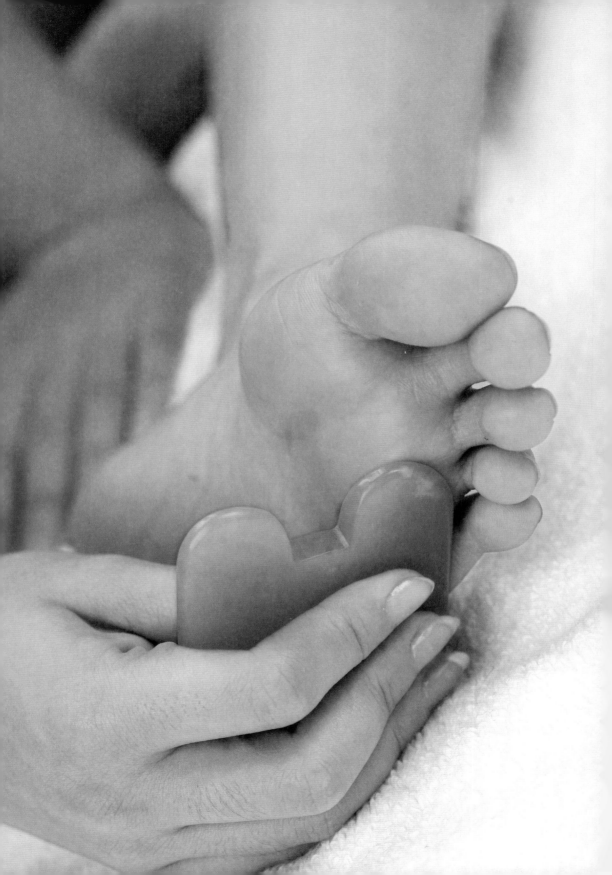

第八章

不同年龄的刮痧保健法

　　刮痧疗法刮在皮肤，力量渗透至肌肉，作用深达筋骨，推动各组织间的气血运行。随着年龄的增长，人体各脏腑功能经历了由稚嫩但充满生机到功能强盛，再逐渐减弱、衰老的生理过程。人体的气血也会从幼年的洁净、充盈到中青年时期的气血旺盛，再到老年时期气血亏虚。人体其他组织器官，如皮、脉、肉、筋、骨也在不断变化，对刮拭的适应力、承受力也在变化。因此刮痧在人生不同的年龄阶段，适应人体的生理变化，保健的重点脏器要有所变化，刮痧技法要有所区别，才能更好地发挥保健治疗作用。

儿童刮痧保健

稚阴稚阳，保健脾肺，激发生长活力

从出生到 12 岁，儿童从新生儿、婴儿、幼儿、幼童到儿童期经历 5 个生长发育阶段。《小儿药证直诀》形容这个阶段是"五脏六腑，成而未全，全而未壮"，处于发育迅速的阶段。中医用"稚阴稚阳，纯阳之体"形容儿童期的生理特点，即阴阳之气既稚嫩，又具有旺盛的生机。迅速发育成长需要足量的气血供应，但是儿童期脾胃脆弱，脾常不足，脾土生肺金。因此儿童期脾胃失调、感伤寒凉，易患呼吸、消化系统疾患。此时期呵护脾肺是养生的重点。

刮拭重点与刮拭技巧

轻柔刮拭，健脾肺：

1 岁以内的小儿皮肤稚嫩不宜刮痧。1~3 岁的幼儿适合按压力轻、速度缓慢的隔衣刮痧保健，或用按揉法在皮肤上刮拭。4 岁以上的儿童如能接受并配合刮痧，可以经常隔衣刮痧保健；每个季度可以用涂刮痧油法，按前面肺脏、脾脏的刮痧保健部位刮拭 1 次。平时适宜做手足刮痧保健。

儿童刮痧保健不要追求出痧，刮拭手法轻柔，速度缓慢，类似于用刮痧板的平面代替手掌做轻柔的抚摸，儿童刮痧保健多用平面按揉法刮拭。或者用按压力小、速度快的手法刮拭，使皮肤温热，达到促进血液循环的效果。如果刮拭过程中有痧出现，浅痧即停。因为儿童体内没有过多的代谢产物积存，即使有，经过刮拭刺激会很容易激活机体的自调机能而畅通经脉。

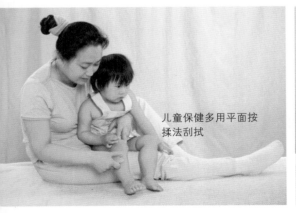

儿童保健多用平面按揉法刮拭

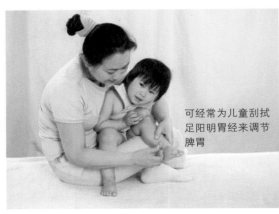

可经常为儿童刮拭足阳明胃经来调节脾胃

青少年刮痧保健

生长发育高峰期，保健脊椎，养阴护阳

青少年指 12~24 岁的年龄段，也是青春发育的高峰期。此阶段身高、体重增长迅速，生殖系统、第二性征明显发育，是发育成熟和完善的阶段。性意识的萌发，心理的不成熟，家庭和社会环境的影响，现实与个人理想的差异，易产生情绪的变化，冲动、焦虑或郁闷以及饮食不节制会导致脾胃负担过重或损伤。此时期是在遗传的基础上，形成体质特点的关键期。养阴护阳，维护体内的阴阳平衡至关重要。可以根据不同的体质选择刮拭的部位。

刮拭重点与刮拭技巧

脊椎保健促生长：

青少年时期生命力旺盛，运动量大，虽气血需要量大，但气血生长速度也快，故消耗虽大补充也快。此时期的保健重在背部脊椎部位刮痧，疏通督脉、膀胱经的气血尤为重要。宜用平补平泻的手法每月涂油刮拭一次。坚持脊椎刮痧保健，不但畅通膀胱经气，还可调整脊椎两侧肌肉张力的平衡，有调节神经血管的作用，有助于养阴护阳，增强和促进五脏六腑的新陈代谢，维持阴阳平衡的体内环境。通过刮拭过程中的阳性反应及出痧情况可以及时发现亚健康的脏腑，有针对性地调理，纠正偏颇的体内环境。

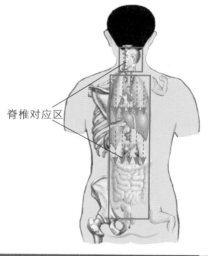

脊椎对应区

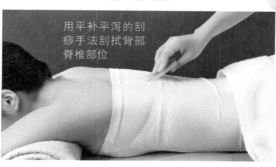

用平补平泻的刮痧手法刮拭背部脊椎部位

青少年应根据体质特点选择刮痧的补泻手法进行刮痧，使阴阳平衡

中年刮痧保健

调整偏颇体质，防微杜渐

中年时期血脉充盛，肌肉强健。女性同时面临孕育、生产的特殊过程。40岁以后生命活力开始由盛转衰，气血渐虚，体力下降。这个年龄段又是上有老、下有小，生活上承担家庭重担，职场上面对竞争压力和繁重的工作的阶段，极易形成体力透支，常有各种亚健康症状，若不注意保健，中年时期恣意妄为，透支健康，会埋下隐患。各种疾病会不约而至，甚至提前患上老年病。中年时期做好保健，相当于人生的"保值期"，保健脏腑可维持充沛的精力，提高生命的质量和工作效率。中年保健，针对每个人的体质特点，纠正偏颇的体内环境，延缓衰老的速度，可为健康的老年时期打下坚实的基础，可将"保值期"变为"增值期"。

刮拭重点与刮拭技巧

加强短板脏腑，防微杜渐：

中年期气血渐虚，加之压力带来的气机不畅，运动渐少，食积不化，都会影响血脉的运行，体质弱点表现突出，血瘀之象逐渐显露。可以按前面体质保健方法，判断自己的短板脏腑和体质特点选择刮痧部位。每月1~2次用涂刮痧油法刮拭，重点刮拭疼痛、结节等经脉瘀滞的部位，净化血液和体内环境，推动血脉的运行，为细胞补氧祛瘀，调理失调的脏腑，纠正偏颇体质，防微杜渐，可减缓身体衰老的速度，预防老年病。

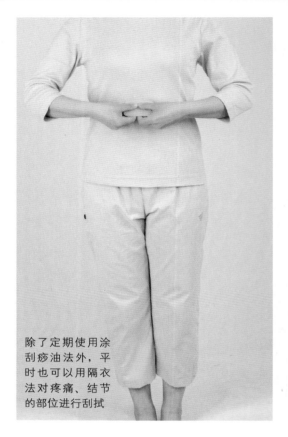

除了定期使用涂刮痧油法外，平时也可以用隔衣法对疼痛、结节的部位进行刮拭

老年刮痧保健

护卫阳气、活血化瘀

中医认为：60岁心气始衰，血气懈惰，70岁脾气虚，80岁肺气衰。现在虽然生活条件好，衰老速度减慢，但是老年时期脏腑功能减弱，气血虚是生命的自然规律。新陈代谢的速度减慢，气虚血瘀，若不能及时地吐故纳新，体内环境会既缺氧又不清洁。脏腑功能减退、虚实兼有是老年时期身体状况的特点。

既要补益气血、护卫阳气，又要活血化瘀，畅通血脉。脏腑保健的同时，还要增强机体利湿化痰、畅通二便的功能。尽量保持正常的新陈代谢、清洁体内环境是老年时期保健的重点。

刮拭重点与刮拭技巧

少宣泄，多调补：

刮痧是宣泄之法，以通为补，以泻为补。老年人刮痧最忌宣泄过度。首先忌用速度快、按压力大的泻法刮拭，应根据身体情况适当延长躯干部位涂油刮痧的间隔期。其次一次刮痧不可时间过长、部位过多。老年人刮痧不可追求出痧，一次刮痧不可出痧过多。如血瘀明显，感觉痧未出透时，应分次刮拭，少量多次排出。当刮拭不出痧时，应改为补法刮拭。

小部位，勤刮拭：

老年人气血不足，不适宜频繁运用涂刮痧油法刮拭出痧、毛孔扩张，以避免宣泄过度，耗伤正气。可多用补法刮拭头部、手足等面积较小的局部器官，既可以有间接保健全身的作用，又不伤正气。还可以多采用疏理经气的方法隔衣刮拭四肢经脉，特别是肘膝关节以下的经脉穴位，既有保健脏腑作用，又利于通利关节。

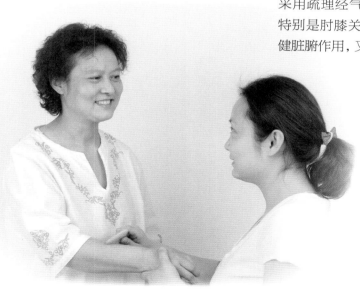

在给老年人刮痧前，要问清老年人的身体状况，有严重动脉硬化、糖尿病的老年人刮痧按压力要轻

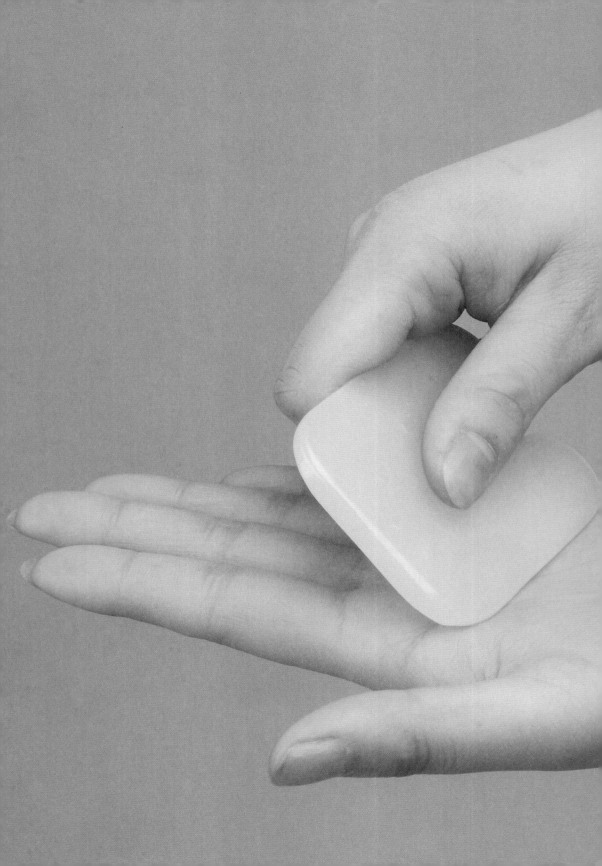

第九章

四季刮痧保健法

　　人类生活在大自然中，自然界有四季气候的更替变化。中医认为，天人相应。人体内的气血运行和各脏腑的功能活动也会受自然界季节气候变化的影响而有着微妙的改变，不同季节气候的寒温、空气的湿燥、风的多少及风力的大小，会通过皮肤及人体的感官，传递和影响与之关系密切的脏腑。春季内应于肝，夏季内应于心，长夏内应于脾，秋季内应于肺，冬季内应于肾，养生保健就要顺应这种变化，在不同的季节，保护和激发相应脏腑的功能，有利于四季平安，健康每一年。

春季刮痧保健

春为四时之首，万物更新之始。中医认为，春季气温逐渐回升，春天万物萌发，是阳长阴消的开始，主升发。与天时相应，人体内气血由冬季的内收开始转为向外周畅达扩散。春季内应于肝，人体肝胆之气主升发，是肝脏之气旺盛活跃的季节，肝是贮藏血液、调节血量的重要脏器；肝又主管情志，调畅全身的气机。情绪的好坏，直接影响胆汁的分泌，食物的消化、吸收和各脏腑器官的功能。肝血充足，气引血行，可顺应春季勃发的生机而畅达气血，调节血量，人就精力充沛；肝血不足，肝功能减弱，升发不利，气血不畅达，各脏腑器官缺乏营养，人就容易春困。肝脏功能弱者春季更易出现肝郁气滞，情绪抑郁或暴怒，多发精神、情志疾病。春季养肝，肝血充足，肝气调达，情志舒畅；血量调节正常，心脑和各脏腑器官获得充足营养以适应春季气候的变化而身体健康，精力充沛，为一年健康打下良好基础。

春季刮痧保健还可参考前面肝脏刮痧保健法调理。

刮拭部位

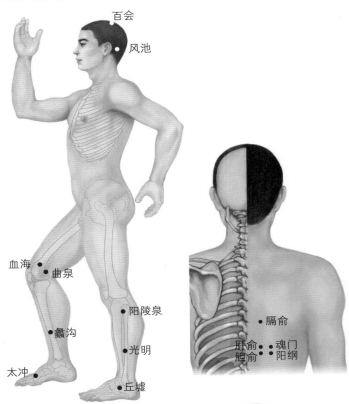

百会
风池
血海
曲泉
阳陵泉
蠡沟
光明
太冲
丘墟

膈俞
肝俞　魂门
胆俞　阳纲

期门
日月

春季养生提示

春季养生，保持心情开朗，情绪平和，忌抑郁和暴怒；早起早睡；衣服要宽松舒适，利于气血流畅，又要慎避风寒之邪；注意食品卫生，适当食辛温发散的食品（如花生、葱、香菜等）；生冷黏杂之物少食，以免损伤脾胃；多选择适宜的室外活动，汲取大自然的生机。

刮拭方法

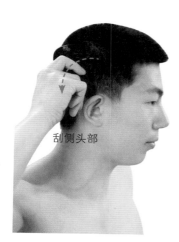

刮侧头部

方法1：刮拭头部

　　用水牛角刮痧梳以面刮法按头顶部、后头部、侧头部的顺序刮拭，用单角刮法重点刮拭百会穴、风池穴。此法可疏散风热，缓解肝阳上亢导致的头晕、头疼、目赤等症。

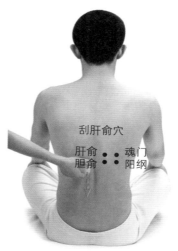

刮肝俞穴

肝俞 · · · 魂门
胆俞 · · · 阳纲

方法2：刮拭背部

　　以面刮法刮拭背部膀胱经肝俞穴、魂门穴、胆俞穴、阳纲穴、膈俞穴。可疏肝行气，可增强肝胆的生理功能。

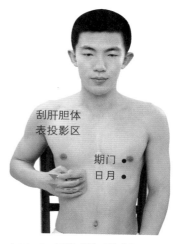

刮肝胆体
表投影区

期门 · ·
日月 ·

方法3：刮拭胸肋部

　　以平刮法沿肋骨走向从内向外刮拭右胸肋部和右背部肝胆体表投影区，重点刮拭期门穴、日月穴。疏肝解郁，使憋闷的心情舒畅起来。

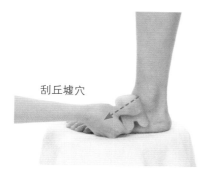

刮丘墟穴

方法4：刮拭下肢

　　用面刮法从上向下刮拭肝经曲泉穴、蠡沟穴、太冲穴，胆经阳陵泉穴、光明穴、丘墟穴，脾经血海穴。滋肝阴，养肝血，除肝热，助肝调达，有助于缓解肝火大导致的各种不适症。

春季刮痧要点提示

　　春季气血由脏腑向外周组织器官流动加速，外周血量开始增多。此时刮痧，最适合治疗沉疴痼疾，血脉瘀滞之疾，也是清洁血液和体内环境的好时机，有事半功倍的效果。

　　1. 春季是刮痧的最佳季节，适合对脏腑进行定期涂刮痧油刮拭。春季刮痧采用平补平泻手法（按压力大、速度慢或按压力适中、速度适中），每次刮拭30分钟左右。

　　2. 头部刮痧在每日晨起或疲劳时刮拭，不要在睡前刮拭。

　　3. 春季刮痧保健重在养血疏肝，助肝脏升发之力。

夏季刮痧保健

夏季炎热，雨水多，万物生长繁茂。中医认为，夏季属阳，属火。与天时相应，心气内应于夏，人体为适应外界气温高的变化，体表血流量相对增多、加快散热，以保持体内环境恒温，中医称之为"阳盛于外"。心主血脉，因此夏季心脏功能旺盛活跃。只有心脏功能旺盛，才能适应夏季炎热的高温。适当出汗，利于养心。但汗出过多，消耗过大，人体阳气也会随之大量外泄，容易产生心慌气短的症状。长夏（从夏至到大暑）属土，多雨，湿气较重。与天时相应，长夏内应于脾。为应对过多的湿气，人体脾胃经旺盛活跃。脾气健旺，能运化水湿，脾气虚易被湿气所困，好发肠胃疾患。

夏季如心脾两脏气血充足，则精力充沛，心脏、脾胃功能良好，适应自然界阳长阴消的变化，不但能安然度夏，还可预防秋燥。

夏季保健还可参考前面心脏、脾脏刮痧保健法调理。

刮拭部位

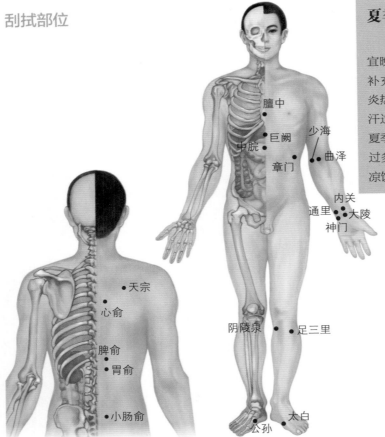

天宗
心俞
脾俞
胃俞
小肠俞

膻中
巨阙
中脘
章门
少海
曲泽
内关
通里
大陵
神门
阴陵泉
足三里
太白
公孙

刮拭方法

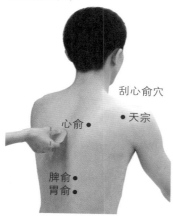

刮心俞穴

心俞 ● ● 天宗

脾俞 ●
胃俞 ●

方法1：刮拭背部

用面刮法刮拭背部膀胱经心俞穴、脾俞穴、胃俞穴、小肠俞穴，小肠经天宗穴。养心安神，健脾和胃。

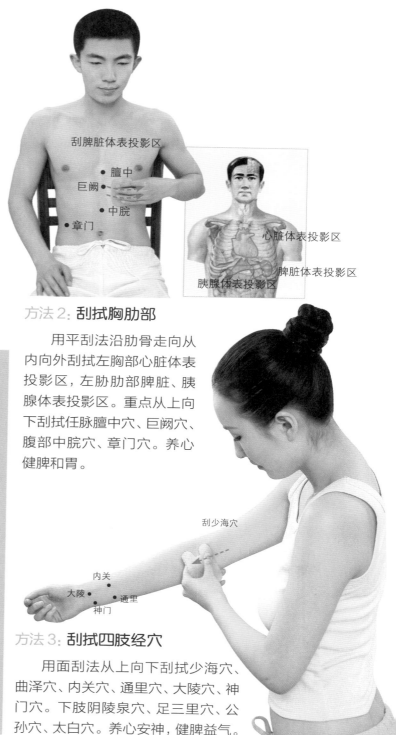

刮脾脏体表投影区

● 膻中
巨阙 ●
● 中脘
章门 ●

心脏体表投影区

脾脏体表投影区

胰腺体表投影区

方法2：刮拭胸肋部

用平刮法沿肋骨走向从内向外刮拭左胸部心脏体表投影区，左胁肋部脾脏、胰腺体表投影区。重点从上向下刮拭任脉膻中穴、巨阙穴、腹部中脘穴、章门穴。养心健脾和胃。

刮少海穴

内关
大陵 ● ● 通里
神门

方法3：刮拭四肢经穴

用面刮法从上向下刮拭少海穴、曲泽穴、内关穴、通里穴、大陵穴、神门穴。下肢阴陵泉穴、足三里穴、公孙穴、太白穴。养心安神，健脾益气。

夏季刮痧要点提示

夏季阳盛于外，气血大量流动于表，是养阳的好季节。夏季刮痧轻刮即可取效，最忌大力重刮。大力重刮，耗损阳气，不利于养心。对于体内寒凉者，此时宜用轻刮、快刮法，能取得极好的养阳效果。

1. 夏季刮痧重在保护心阳、脾阳。

2. 夏季毛孔开泄，保健刮拭时间不宜过长，涂刮痧油刮拭时，可适当延长两次刮痧的间隔期。

3. 夏季刮痧前后应多饮水。

4. 夏季刮痧注意避风保暖，勿在有对流风处或面对风扇、空调风口处刮痧。

秋季刮痧保健

秋季是由夏季阳盛转为冬季阴盛的过渡季节。秋季由热转凉，阳气渐收、阴气渐长，是成熟收获的季节。中医认为，秋季主收，万物收敛。与天时相应，秋气内应于肺，肺主宣发与肃降，协助心脏向全身输布津液气血，助体内废物从毛孔和呼吸道、尿道、肠道排出。秋季气候干燥，肺为娇脏，燥邪最易伤肺耗津，影响津液的输布。如肺脏气血充足，宣发肃降有序，可以适应自然界万物成熟、收敛的变化规律，更好地向全身输送、布散营养物质，不被燥气所伤。如肺气虚弱，则易出现皮肤干燥、口唇干裂、鼻燥、咽干、舌干少津、干咳少痰、大肠失润、便干难解的秋燥症状。秋季养生应以养肺润燥为主，否则不但会出现一系列秋燥的症状，还会降低机体冬天的适应能力。做好秋季养生，能顺利完成阳盛转为阴盛的过渡时期，为冬季健康打下基础。

秋季养生保健还可参考前面肺脏刮痧保健法调理。

刮拭部位

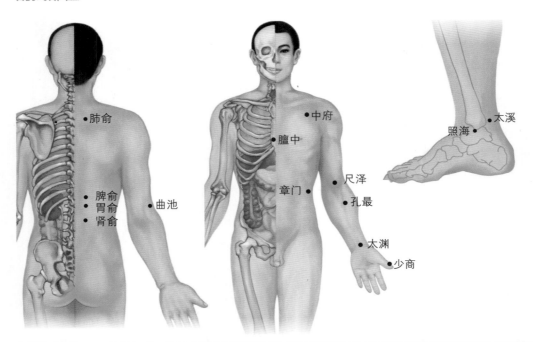

秋季养生提示

秋季养生要早睡早起，防燥、养阴、润肺。避免穿衣过多使身热汗出、阴津耗伤，阳气随汗外泄；更要多饮水，饮食多汤汁，多吃新鲜蔬菜水果。

刮拭方法

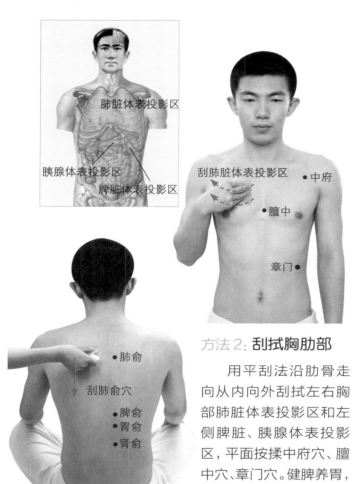

肺脏体表投影区

胰腺体表投影区

脾脏体表投影区

刮肺脏体表投影区 ● 中府

● 膻中

● 章门

● 肺俞

刮肺俞穴

● 脾俞
● 胃俞
● 肾俞

秋季刮痧要点提示

秋季干燥，刮痧重在养肺滋阴，避免伤津耗气。

1. 秋季刮痧不可宣泄过度，要控制每次刮痧的出痧量，每次涂油刮痧的部位不要太多，面积不要太大，不要用泻法刮拭，不可频频向外调动气血，适合多按揉有养阴生津作用的穴位，避免耗气伤津。

2. 秋季宜用补法刮拭，时间不要超过 30 分钟，阳性反应的部位可以短时间应用平补平泻手法。

3. 秋季气候干燥，刮痧要注意保护皮肤，直接在皮肤上刮拭要用涂刮痧油法刮拭。

4. 秋季刮痧后一定要饮温水，注意补充水分。

方法 2：**刮拭胸肋部**

用平刮法沿肋骨走向从内向外刮拭左右胸部肺脏体表投影区和左侧脾脏、胰腺体表投影区，平面按揉中府穴、膻中穴、章门穴。健脾养胃，益气养阴。

方法 1：**刮拭背部**

用面刮法刮拭背部膀胱经肺俞穴、脾俞穴、胃俞穴、肾俞穴。补益肺肾、强健脾胃，预防肺阴不足，燥邪伤肺导致的咽干、皮肤干燥瘙痒等症。

方法 3：**刮拭四肢经穴**

用面刮法从上向下刮拭或按揉肺经尺泽穴、孔最穴、太渊穴、少商穴，大肠经曲池穴，用平面按揉法按揉太溪穴、照海穴。滋阴润燥，缓解秋燥导致的各种不适症。

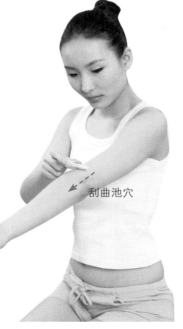

刮曲池穴

冬季刮痧保健

　　冬季气候寒冷,草木凋零。冬季气温低,体表血流量相对减少,为维持体内环境恒温,减少热量散发,以保障脏腑正常功能,气血内收。中医认为,冬季阴气盛极,阳气潜藏。冬主闭藏,与天时相应,冬气内应于肾。肾主藏精,藏先天之精和后天之精。肾阳为阳气之根,肾脏本是储藏生命能量之脏。冬藏指人体在冬季阴阳消长、体内代谢处于相对缓慢的水平。冬季严寒,大量消耗人体阳气和阴精,最容易伤肾。冬不藏精,春必生病。冬季保护肾脏,应避寒就温,但也不要保暖过度,避免频频汗出,外泄阳气。冬藏做得好,各脏腑器官在冬季能量储备充足,春天必然生机勃勃,精神抖擞。否则冬储备不足,春升发无源,会腰酸腿软,疾病丛生。

　　冬季刮痧保健还可参考前面肾脏刮痧保健法调理。

刮拭部位

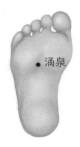

涌泉

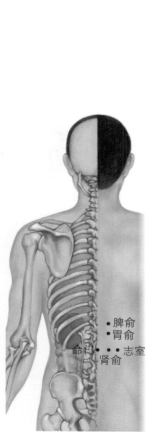

脾俞
胃俞
命门 · · · 志室
肾俞

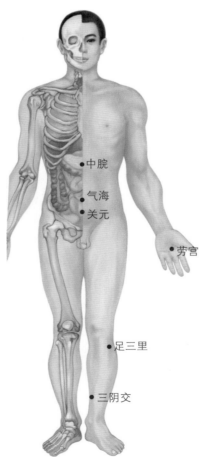

中脘
气海
关元
劳宫
足三里
三阴交

冬季养生提示

　　冬季养生,加长光照时间是最简便又行之有效的增加生命活力的方法。适当运动锻炼可以振奋阳气,提高身体代谢水平,增强御寒能力。冬季宜避寒保暖,特别要注意脚部的保暖,因为脚部离心脏最远,"寒从脚下起"。冬季是进补的季节,多食温热有补助肾阳作用的饮食,同时宜适当吃些苦味食物避免因外寒内热而阴阳失调。

刮拭方法

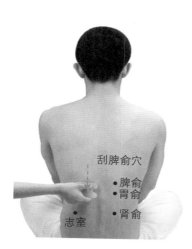

刮脾俞穴
- 脾俞
- 胃俞
- 肾俞
志室

方法 1: 刮拭背部

　　用面刮法刮拭督脉命门穴，膀胱经脾俞穴、胃俞穴、肾俞穴、志室穴。健脾补肾，预防寒邪。

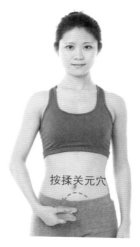

按揉关元穴

方法 2: 刮拭腹部

　　用平面按揉法按揉腹部中脘穴、气海穴、关元穴，温阳益气，增强身体对寒邪的抵抗能力。

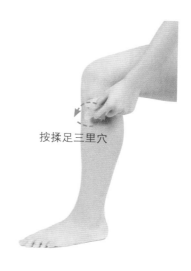

按揉足三里穴

方法 3: 刮拭下肢

　　用平面按揉法按揉下肢足三里穴、三阴交穴。

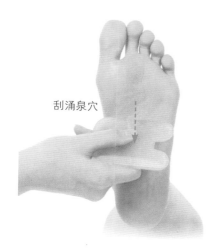

刮涌泉穴

方法 4: 刮拭手足

　　刮拭全手掌、全足底至发热，重点刮拭劳宫穴、涌泉穴。促进气血循环，缓解手脚冰凉症。

冬季刮痧要点提示

　　冬季刮痧保健重在健脾益肾，储备能量。

　　1. 冬主闭藏，保持气血畅通才能御寒，刮痧保健以皮肤温热为度，不以出痧为判断标准。

　　2. 冬季刮痧室温应在 18 摄氏度以上，要注意保暖。

　　3. 不宜长时间、大面积刮拭，每次刮痧不要超过 30 分钟，涂刮痧油刮拭时，间隔期可酌情延长。

　　4. 冬季宜用轻刮、快刮相结合的补法刮拭，阳性反应的部位可以短时间应用平补平泻手法，不要用泻法刮拭。

附录

全息刮痧部位速查图

面部全息穴区

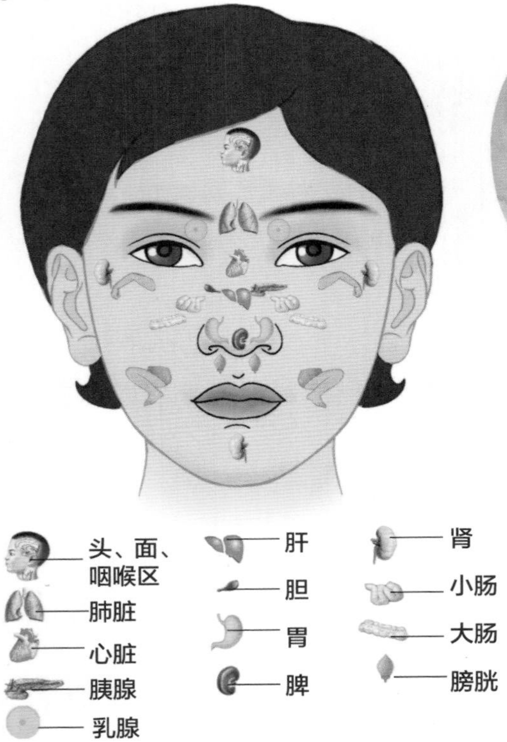
头、面、咽喉区
肺脏
心脏
胰腺
乳腺
肝
胆
胃
脾
肾
小肠
大肠
膀胱

耳部全息穴区

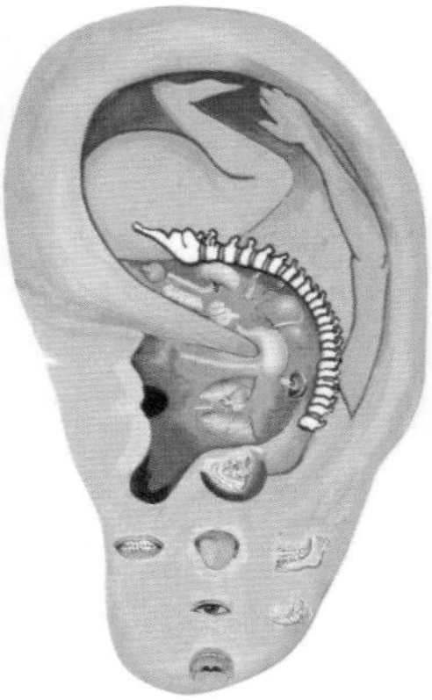

正耳

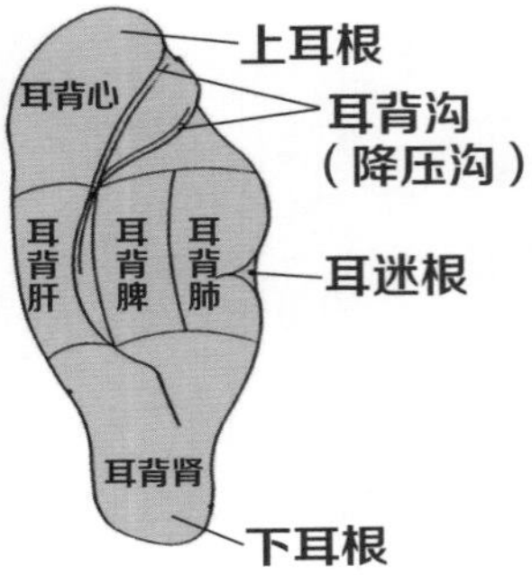
上耳根
耳背心
耳背沟
（降压沟）
耳背肝
耳背脾
耳背肺
耳迷根
耳背肾
下耳根

耳背

头部全息穴区

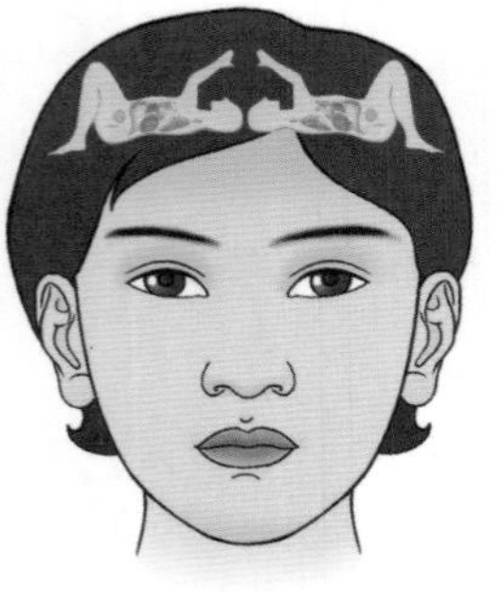

前头全息

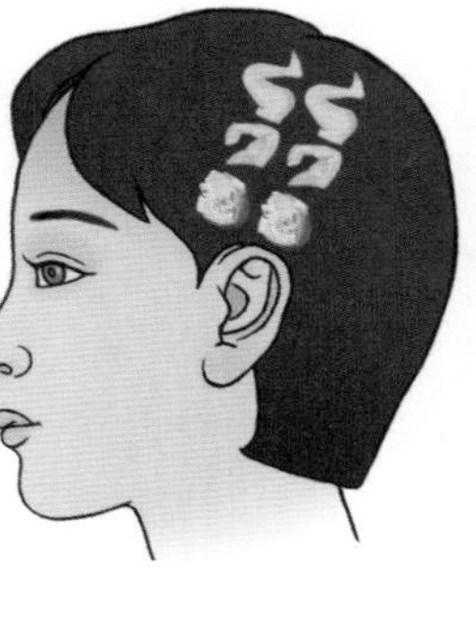

侧头全息

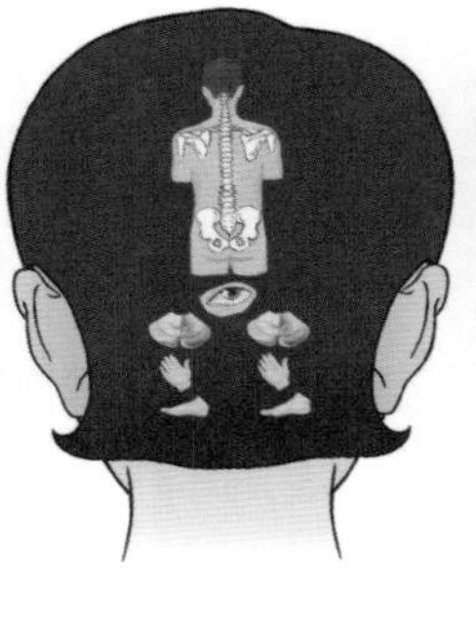

后头全息

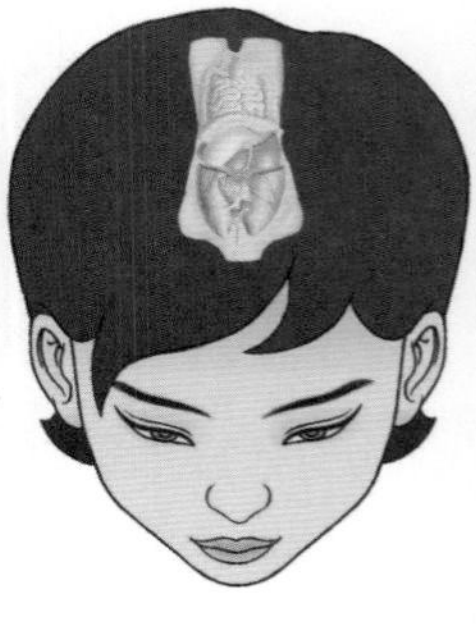

头顶全息

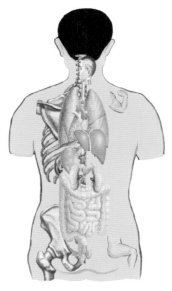

脏腑器官脊椎对应区

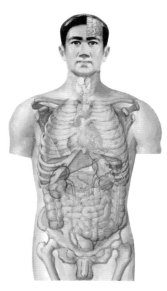

脏腑器官体表投影区

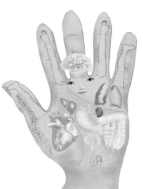

手掌全息

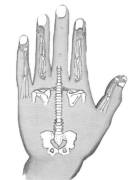

手背全息

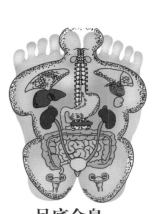

足底全息

足侧全息

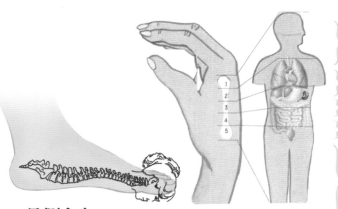

第 2 掌骨桡侧全息

头颈

胸

上腹

下腹

下肢

好书热荐

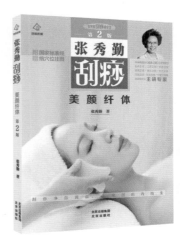

《张秀勤刮痧美颜纤体》第 2 版
（附赠国家标准经络穴位挂图）
张秀勤 著

定价：59.80 元

    本书详细介绍了全息经络刮痧美容的方法，帮助你解决面部肌肤、局部瘦身塑形以及五脏六腑保养的各种问题，并给出了刮拭方法、刮拭部位和刮拭时间的建议。本书将全息刮痧、经络刮痧和手耳足刮痧结合起来，全面保养，重点刮拭，让你拥有健康的身体，做个自信的女人。图书全彩设计印刷，每个刮痧步骤都配有清晰的图片加以说明，方便读者对照操作。

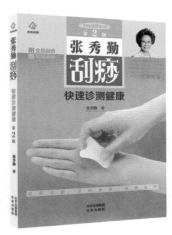

《张秀勤刮痧快速诊测健康》第 2 版
（附赠全息刮痧常用手册）
张秀勤 著

定价：59.80 元

    本书教你刮刮头、面、耳、手足、脊背，就能快速了解身体的健康状况。详细介绍了刮痧超前诊测健康状况的原因、刮拭方法、快速自我体检的方法、30 种常见病自诊方法以及健康趋势刮痧方法。图书全彩设计印刷，每一个刮痧步骤，都配有真人刮痧图，方便读者对照学习。经常刮一刮，能早期发现疾病的蛛丝马迹，有效预防疾病，不治已病治未病。

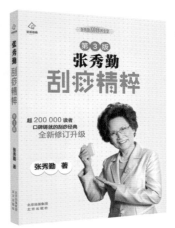

《张秀勤刮痧精粹》第 3 版
张秀勤 著

定价：49.80 元

    本书为中医刮痧保健入门书。书中精心挑选出刮痧疗法在保健、诊断、美容、治疗领域中最常见、最精华的部分集结成册，内容实用，实操性强。读者可根据自身的需求，随时进行自我刮痧诊断，及时发现亚健康的部位，有针对性地进行保健、疗疾、居家美容，甚至为自己和家人解急时之需。图书全彩设计印刷，每个刮痧步骤都配有清晰的图片加以说明，方便读者操作。

好书热荐

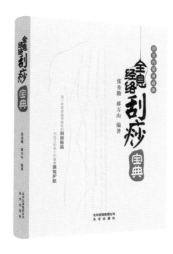

《全息经络刮痧宝典》

张秀勤　郝万山　编著

定价：128.00 元

本书凝结两位中医名家几十年的临床、教学经验和研究成果。系统介绍了全息经络刮痧法的理论基础、机理、优势与临床应用，以及全息经络刮痧的具体方法，重点介绍了 114 种常见病症的刮痧疗法，并配有彩色图解，简便易学。书中运用生物全息理论，指导刮痧疗法的选区配穴，将刮痧疗法的临床作用细化为诊断、治疗、美容、保健四个系列，并总结出各自的理法方术。书中首次提出减痛舒适的三级刮痧术，倡导精准辨证刮痧，更新了人们对传统刮痧疗法的认知。书中还介绍了保健刮痧法、快速易学的全息经络手诊法，使防病治病更有针对性。本书为精装版的刮痧百科全书，内容全面具体，文字深入浅出，配图标注清晰，一目了然，便于查找。读者只要找到所患病症的刮拭图文，按图索骥，就能给自己和家人保健治病。

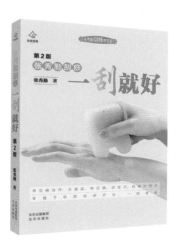

《张秀勤刮痧一刮就好》第 2 版

张秀勤　著

定价：59.80 元

本书向有一定刮痧基础的读者介绍一刮就好的精准刮痧法。书中详细介绍中医刮痧要遵循中医一人一方的治疗原则，先分清虚实，确定自己的疾病证候，再用不同手法对证刮痧。巧用刮痧之长，做到量体裁衣般私人定制的精准刮痧，定能激发身体的自调机能，治疗各种病症。若能综合运用书中根据自身寒热虚实状况配以其他技法，取各法之长，补身体之短，则效果更佳。

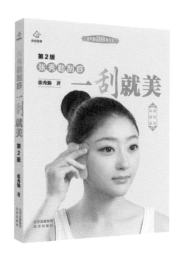

《张秀勤刮痧一刮就美》第 2 版

张秀勤　著

定价：78.00 元

本书所讲的刮痧变美是基于传统刮痧方法，专门针对女性的生理特点，并结合现代人的美容问题和对美容的需求而编写的，适合各种美容问题的防治，更适合于日常美容护理，既可以消斑祛痘，又可以改善肤质、减少皱纹、延缓皮肤衰老。本书采用真人图解的方式，把面部遇到的各种问题详细地分步骤地展现给读者，让读者轻松掌握刮痧美容的方法。

图书在版编目（CIP）数据

张秀勤刮痧养五脏调体质 / 张秀勤著. — 2版. —
北京：北京出版社，2020.12
（张秀勤刮痧养生堂）
ISBN 978-7-200-15085-8

Ⅰ．①张… Ⅱ．①张… Ⅲ．①刮搓疗法 Ⅳ.
①R244.4

中国版本图书馆CIP数据核字(2020)第209149号

张秀勤刮痧养生堂
张秀勤刮痧养五脏调体质　第2版
ZHANG XIUQIN GUASHA YANG WUZANG TIAO TIZHI DI-2 BAN
张秀勤　著

*

北 京 出 版 集 团
北 京 出 版 社　出版

（北京北三环中路6号）
邮政编码：100120

网址：www.bph.com.cn
北 京 出 版 集 团 总 发 行
新 华 书 店 经 销
雅迪云印（天津）科技有限公司印刷

*

787毫米×1092毫米　16开本　12印张　200千字
2015年5月第1版　2020年12月第2版　2020年12月第3次印刷
ISBN 978-7-200-15085-8
定价：59.80元
如有印装质量问题，由本社负责调换
质量监督电话：010-58572393